DE LA

FAUSSE ANKYLOSE

DU GENOU

PAR LE DOCTEUR

VINCENT DUVAL FILS

PARIS

CHEZ L'AUTEUR

à l'Établissement orthopédique, 34, Vieille Route de Neuilly,

ET CHEZ J.-B. BAILLIÈRE ET FILS

LIBRAIRES DE L'ACADÉMIE IMPÉRIALE DE MÉDECINE

Rue Hautefeuille, 19

| **LONDRES** | **MADRID** | **NEW-YORK** |
| Hipp. Baillière | C. Bailly-Baillière | Baillière Brothers |

LEIPZIG, E. JUNG-TREUTTEL, 10, QUERSTRASSE

1864

FAUSSE ANKYLOSE

DU GENOU

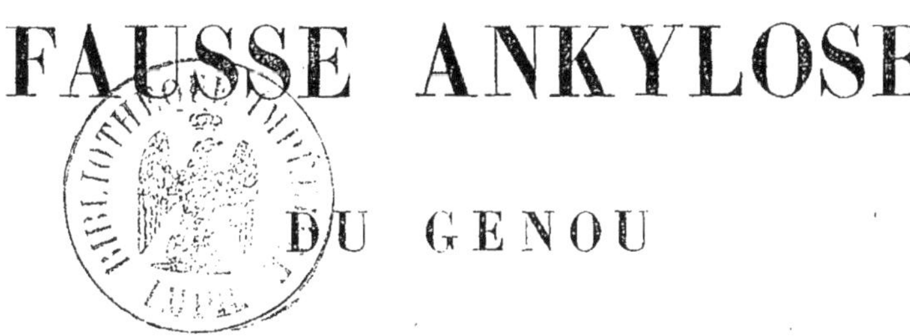

PAR LE DOCTEUR

Vincent DUVAL Fils

PARIS

CHEZ L'AUTEUR

à l'Établissement orthopédique, 34, Vieille Route de Neuilly,

ET CHEZ J.-B. BAILLIÈRE ET FILS

LIBRAIRES DE L'ACADÉMIE IMPÉRIALE DE MÉDECINE

Rue Hautefeuille, 19

<table>
<tr><td>**LONDRES**</td><td>**MADRID**</td><td>**NEW-YORK**</td></tr>
<tr><td>Hipp. Baillière</td><td>C. Bailly-Baillière</td><td>Baillière Brothers</td></tr>
</table>

LEIPZIG, E. JUNG-TREUTTEL, 10, QUERSTRASSE

1864

INTRODUCTION

Nous divisons notre sujet en deux parties : 1° l'anatomie et la physiologie du genou ; 2° et plus spécialement la fausse ankylose.

Il nous semble utile de faire précéder l'histoire de la fausse ankylose du genou, par l'anatomie détaillée de cette région, non que nous ayons la prétention de signaler à son égard des aperçus nouveaux, mais parce qu'il nous paraît indispensable de faire connaître l'agencement de toutes ses parties. En effet, pour bien comprendre les déviations du genou, il faut connaître les détails qui le composent, il faut être pénétré du jeu de ses divers leviers, de l'action des muscles qui le meuvent, et de leurs rapports entre eux. Nous éviterons ainsi, pour la suite de notre travail, les longueurs qui sans cela eussent été indispensables, lorsque nous aurons à parler des opérations diversement tentées jusqu'ici pour guérir ces difformités.

Dans ce but nous allons donc étudier : 1° le squelette du genou ; 2° ses articulations ; 3° les parties molles qui l'entourent ; 4° l'anatomie des formes; et 5° sa physiologie.

Dans la seconde partie nous ferons l'histoire de la fausse ankylose du genou, en suivant l'ordre régulier, c'est-à-dire en passant successivement en revue l'historique, la définition, les symptômes, le diagnostic, le pronostic et le traitement.

Ceux qui connaissent les travaux de M. le Dr Vincent Duval, mon père, sur la question des fausses ankyloses du genou, comprendront que nous ayons pris pour sujet de notre travail une affection au traitement de laquelle il a fait faire de si grands progrès et nous sauront gré d'avoir cherché à mettre la monographie de cette maladie au niveau des connaissances actuelles.

D E L A

FAUSSE ANKYLOSE

DU GENOU

———◦———

PREMIÈRE PARTIE

Anatomie et physiologie.

Le genou est la réunion angulaire de la jambe et de la cuisse.

Les anatomistes ne sont pas d'accord sur la délimitation de cette région. Pour M. Pétrequin (et M. Jarjavay est du même avis), le genou commence à un travers de doigt au-dessus de la rotule, et se termine à la tubérosité antérieure du tibia. Selon M. Richet, la limite supérieure serait à deux travers de doigt au-dessus de la rotule, le membre étant dans l'extension ; l'inférieure serait marquée par une ligne circulaire, menée autour de la jambe, immédiatement au-dessous de l'épine du tibia.

On voit que ces limites sont quelque peu arbitraires. Cependant il est permis de dire, d'une manière générale, que le genou comprend la partie inférieure du fémur, ou ses épiphyses, la tête du tibia, celle du péroné, et enfin la rotule.

CHAPITRE 1er.

SQUELETTE DU GENOU.

Quatre os ou parties d'os concourent à former le squelette du genou : 1° la rotule tout entière ; 2° le cinquième inférieur du fémur ; 3° l'extrémité supérieure du tibia ; 4° l'extrémité supérieure du péroné.

§ 1er.

1° *Rotule*. Développée dans l'épaisseur du tendon du muscle droit antérieur, la rotule est un véritable os sésamoïde ; elle a la forme d'un triangle dont le base est en haut et le sommet en bas. Sa *face antérieure*, toute sa circonférence et une portion de sa face postérieure, sont plongées dans les fibres du triceps, recouvertes par une couche épaisse de tissu fibreux et par la peau. La *face postérieure* est lisse, revêtue de cartilages ; une saillie verticale la divise en deux parties, en allant de la base au sommet du triangle. On a ainsi deux facettes, dont l'une, externe et plus large, articulée avec le condyle externe ; l'autre, interne, moins profonde, plus étroite, en rapport avec le condyle opposé. Cette dernière est souvent subdivisée elle-même en deux facettes secondaires. L'articulation de la rotule avec le condyle externe est immédiate, la surface de la rotule se moulant pour ainsi dire sur celle du condyle correspondant du fémur. La face interne, presque plane, qui même quelquefois présente une arête sur sa partie moyenne, est loin de s'appliquer aussi exactement sur le condyle avec lequel il est en rapport. — *Bords.* Ils sont au nombre de deux, latéraux et obliques. C'est sur eux que s'insère l'aponévrose fémorale, ainsi qu'un grand nombre de fibres tendineuses appartenant aux portions externes et internes du triceps. De ces bords, l'externe est mince, et l'interne est épais ; il en résulte que celui-ci fait une saillie au-dessus du condyle interne, ce qui l'expose bien plus que l'autre aux violences extérieures. Cette saillie est d'autant plus marquée, que l'extension est plus complète, mais elle disparaît dans la flexion. Or, en considérant, d'une part, la saillie interne du bord de la rotule, d'autre part, l'écartement des surfaces articulaires du même côté, on conçoit qu'il en résulte une plus grande aptitude aux luxations de la rotule en dehors, et une difficulté très-grande, au contraire, pour la production de ces affections, lorsque le membre est dans la position fléchie. La *base* donne insertion au tendon du muscle droit antérieur et le *sommet* aux ligaments rotuliens.

Développement. — La rotule, extrêmement spongieuse, se développe par un point d'ossification qui apparaît, dans la troisième année, au centre du ten-

don du muscle triceps ; ce tendon s'implantait jusqu'alors sur le tibia. Cet os étant apparu, le tendon
se trouve divisé en deux parties : l'une, supérieure,
embrasse, pour ainsi dire, la rotule et forme le ligament rotulien supérieur ; l'autre va du sommet de la
rotule au sommet du tibia et forme le ligament rotulien inférieur.

§ 2. — *Extrémité inférieure du fémur.*

Elle est volumineuse, très-échancrée en bas et en
arrière, et forme une sorte de poulie limitée de chaque côté par deux éminences considérables, l'une
externe, l'autre interne, auxquelles on donne le nom
de *condyles.*

Le condyle interne est plus saillant et descend
aussi plus bas que l'externe. On comprend que si
ces deux condyles reposent à la fois sur un plan ho-
rizontal, le fémur s'incline de dedans en dehors et
de bas en haut ; c'est ce qui arrive au genou, quand
les deux condyles reposent sur le tibia. L'inclinaison
que nous venons d'indiquer est l'inclinaison normale
de la cuisse sur la jambe, plus grande chez la femme
que chez l'homme, par suite de l'écartement des cavités cotyloïdes. Mais une disposition analogue peut
se rencontrer chez certains individus, soit naturel-
lement, soit pathologiquement, et constituer une
déviation, c'est-à-dire une difformité.

Chaque condyle présente trois faces : une inférieure, une interne, et une externe. 1° La *face infé-*

rieure de chaque condyle est lisse, revêtue de cartilages, verticale en arrière, où elle répond à un fibro-cartilage sphérique qui prolonge, dans ce sens, la surface articulaire du tibia ; horizontale en bas, où elle se superpose à cette surface, et oblique en avant, où celle d'un côté se réunit à celle du côté opposé pour former une sorte de poulie sur laquelle glisse la rotule. 2° La *face interne* du condyle externe et la *face externe* du condyle interne sont intra-articulaires et recouvrent l'insertion des ligaments croisés ; en se réunissant, elles forment, en arrière, l'échancrure nommée intercondylienne. 3° Les autres faces, qui sont la *face externe du condyle externe*, la *face interne du condyle interne*, offrent chacune une saillie appelée *tubérosité*. L'externe est le point de départ du ligament latéral externe de l'articulation ; et l'on remarque au-dessous une petite fossette où s'insère le tendon du muscle poplité. L'interne, à laquelle vient en montant se terminer la branche interne de bifurcation de la ligne âpre, donne attache, en haut, au tendon de la longue portion du grand abducteur, et, en bas, au ligament latéral interne. C'est à cette éminence, désignée sous le nom de tubercule du troisième abducteur, que le genou doit de former chez quelques sujets une saillie très-prononcée en dedans.

Quand on considère ainsi la partie inférieure du fémur par sa face antérieure, le condyle interne paraît beaucoup plus volumineux que l'externe ; et c'est le contraire, lorsque l'on regarde sa face postérieure

La plus grande largeur du fémur correspond aux deux tubercules dont nous avons parlé, et qui surmontent les condyles : elle varie, selon les sujets, de 85 à 95 millimètres.

Nous devons encore signaler en avant, au-dessus de la trochlée, une dépression oblique en bas et en dedans, que M. Malgaigne appelle *creux sous-condylien*, destinée, selon lui, à recevoir la rotule dans l'extension complète de la jambe. M. Richet croit cette assertion inexacte ; la partie supérieure de la rotule ne dépassant jamais, d'après cet auteur, dans les plus fortes contractions du triceps, la saillie de la portion articulaire du condyle externe.

Développement. — La partie inférieure du fémur est formée de tissu spongieux, et se développe par un point d'ossification particulier.

§ 3. — *Extrémité supérieure du tibia.*

Elle est formée de deux éminences considérables, appelées tubérosités latérales du tibia ; en avant et entre elles, on en remarque une troisième, plus petite, appelée tubérosité antérieure ; c'est à cette dernière que se fixe le ligament rotulien. Par contre, en arrière, elles se trouvent séparées par une petite échancrure.

De ces deux tubérosités latérales, l'interne, plus saillante, donne attache à la partie inférieure du ligament latéral interne, et l'on voit une légère dépression se faire au-dessous, pour l'attache du muscle demi-membraneux. L'externe offre une facette pour l'articulation du tibia avec le péroné.

La face supérieure du tibia est articulaire ; elle présente deux cavités, appelées condyles, séparées par un intervalle simulant deux c adossés (ɔc). Sur la partie moyenne de cet intervalle, mais plus près de la partie antérieure que de la postérieure, se trouve l'épine du tibia, en avant et en arrière de laquelle se voient deux enfoncements qui donnent attache aux cartilages semi-lunaires et aux ligaments croisés (Richet).

Les deux condyles du tibia sont destinés à recevoir les condyles correspondants du fémur; l'interne, concave, est plus étroit, plus déprimé, plus grand, par conséquent plus profond, plus allongé d'avant en arrière que l'externe. Le premier est ovalaire, l'autre (l'externe) est presque régulièrement circulaire.

Cette portion du tibia est spongieuse, et se développe par un point d'ossification particulier qui se soude par la suite avec le reste de l'os.

§ 4. — *Extrémité supérieure du péroné.*

La partie supérieure, ou tête du péroné, est conoïde, arrondie, et présente, en dedans et en haut, une facette plane pour s'articuler avec la facette que nous avons indiquée sur la tubérosité externe du tibia. A l'entour se trouvent des empreintes destinées à l'insertion des ligaments tibio-péroniens et à l'insertion du ligament latéral externe de l'articulation du genou.

A sa partie supérieure, le péroné se prolonge, en haut, pour recevoir l'attache du biceps; cette saillie porte le nom d'apophyse styloïde du péroné.

Cette partie de l'os se développe par un point d'ossification particulier.

CHAPITRE II.

ARTICULATIONS DU GENOU.

En se réunissant, les quatre portions osseuses que nous venons d'étudier forment deux articulations : la première, de beaucoup la plus importante, est celle du fémur avec le tibia et la rotule; on l'appelle fémoro-tibiale, ou mieux (dit M. Richet) fémoro-tibio-rotulienne; la seconde est l'articulation tibio-péronéenne supérieure.)

§ 1er. — *Articulation fémoro-tibio-rotulienne.*

Comme son nom l'indique, cette articulation provient de la juxtaposition des condyles du fémur et de ceux du tibia, au devant desquels vient se placer la rotule, dans la poulie que nous avons décrite plus haut. Nous trouvons ici, de même que dans toutes les articulations, des cartilages d'encroûtement partout où ces os doivent jouer l'un sur l'autre. Quoi

qu'il en soit, nous ferons remarquer que l'étendue
du cartilage qui revêt l'extrémité inférieure du fémur ne représente pas, à beaucoup près, celle de la
surface articulaire ; car une portion considérable des
condyles, qui se trouvent dépourvus de cartilage,
n'en est pas moins tapissée par la synoviale, et fait,
par conséquent, partie de l'articulation du genou.

En outre de ce qui précède, il nous faut étudier
les fibro-cartilages interarticulaires, appelés *semi-
lunaires* ou *falciformes,* les moyens d'union et la synoviale.

A. *Fibro-cartilages.* — Au nombre de deux, l'un
interne, l'autre externe, ils sont destinés à rendre
plus profondes les deux cavités que nous avons signalées sur la partie supérieure du tibia ; ils sont en
effet concaves en haut, épais en dehors, minces et
tranchants en dedans, composés d'une couche de
tissu fibreux recouverte de deux couches cartilagi-
neuses, l'une supérieure, l'autre inférieure. A la base
des fibro-cartilages, les deux couches s'isolent nettement, et ils sont exclusivement fibreux. A leur
sommet les couches se confondent, et ils deviennent
cartilagineux.

Le fibro-cartilage *externe* est circulaire et recouvre la plus grande partie de la cavité glénoïde de la
tubérosité tibiale correspondante ; il s'attache par ses
extrémités, d'une part, en dehors de l'insertion du
ligament croisé antérieur, immédiatement au devant
de l'épine du tibia, et, de l'autre, à l'insertion des
saillies que constitue cette épine.

Le fibro-cartilage *interne* ne recouvre qu'une partie peu considérable de la tubérosité tibiale à laquelle il appartient; il est de forme semi-circulaire, et, par ses deux extrémités, il vient s'insérer en avant et en arrière des points d'attache du fibro-cartilage interne.

Comme nous le voyons, on avait tort de décrire autrefois ces fibro-cartilages parmi les moyens d'union; en effet, ils ne se rendent point, comme ces derniers, d'un os à un autre, mais sont spécialement insérés ou attachés à un seul d'entre eux, le tibia.

M. Richet signale une expansion fibreuse que le tendon du poplité enverrait au bord postérieur du fibro-cartilage externe.

B. *Moyens d'union.* — Nous avons à étudier les ligaments qui assurent la contiguïté des surfaces que nous venons de passer en revue et la capsule articulaire.

Ces ligaments sont : un ligament antérieur ou rotulien, un ligament latéral externe, un ligament latéral interne, des ligaments interosseux ou croisés et un ligament postérieur; nous devons insister sur la description de chacun d'eux.

Ligament antérieur ou rotulien. — C'est le plus long et le plus résistant de tous les ligaments; il est vertical, et sa forme est celle d'un triangle dont la base, tournée en haut, s'insère en partie à la face antérieure de la rotule et le sommet à la tubérosité antérieure du tibia. En avant il est recouvert par

une aponévrose de la cuisse qui le sépare des téguments ; en arrière et en haut, il est en rapport avec
un peloton graisseux qui l'isole de la synoviale générale, tandis qu'en arrière et en bas il repose sur la
partie antérieure des tubérosités du tibia, dont il est
séparé par une synoviale particulière.

Nous avons vu que la partie supérieure de la rotule donnait insertion aux fibres tendineuses de la
longue portion du triceps, en sorte que les extenseurs de la jambe agissent sur la tubérosité antérieure du tibia, en se réfléchissant sur la rotule
comme sur une poulie de renvoi.

Ligaments latéraux. — Des deux ligaments latéraux, l'*externe* est cylindrique, vertical, inséré en
haut à la tubérosité externe du fémur, au-dessus du
tendon du poplité, et en bas à l'apophyse styloïde du
péroné. L'*interne* est une bandelette fibreuse qui s'é-
tale en rayonnant de haut en bas ; elle s'insère à la
tubérosité interne du fémur, au-dessous du tendon
de la longue portion du troisième adducteur, et, par
sa partie inférieure, à la fossette que nous avons signalée sur la face interne du tibia. Il est en rapport,
par sa face externe, avec les tendons de la patte
d'oie, qui glissent sur lui à l'aide d'une synoviale
particulière, et par sa face profonde, avec le cartilage
interarticulaire interne, les vaisseaux articulaires et
le tendon réfléchi du demi-membraneux.

Ces deux ligaments sont beaucoup plus rapprochés dans leurs insertions de la partie postérieure de

l'articulation que de l'antérieure; ils sont donc, par conséquent, tendus dans l'extension et relâchés dans la flexion. Voilà pourquoi les mouvements de latéralité, impossibles dans le premier cas, sont faciles dans le second.

Ces deux ligaments sont puissants; cependant ils ont comme moyens de renforcement : l'externe, le tendon du biceps; l'interne, les tendons des muscles couturier, grêle interne et demi-tendineux.

Ligament postérieur. — Il est très-faible et apparaît sous la forme d'une bande fibreuse qui, de la tubérosité interne du tibia, se rend obliquement au condyle externe du fémur. Deux ordres de fibres entrent dans sa constitution. Les unes, ligamenteuses, appartiennent en propre à l'articulation et naissent du tibia pour se porter directement sur le fémur; elles prédominent chez les sujets faibles. Les autres proviennent du muscle demi-membraneux; on les trouve chez les individus fortement constitués.

Nous signalerons encore à la partie postérieure de l'articulation quelques fibres irrégulières qui se croisent en différents sens.

Ligaments croisés. — M. Pétrequin reconnaît deux espèces de ligaments croisés qu'il divise en profonds et superficiels; tous deux ont comme caractère commun de se croiser en X, ce qui leur a valu leur nom.

Ligaments croisés superficiels. — « J'ai trouvé, dit cet auteur, deux larges trousseaux fibreux qui, insérés à la partie centrale des condyles, descendent en divergeant vers l'épine postérieure du tibia. On peut les diviser en deux faisceaux distincts qui se croisent sous un angle aigu. Ils recouvrent les ligaments croisés postérieurs et sont recouverts par l'expansion du demi-membraneux qui les renforce. On peut les nommer ligament croisés superficiels. » (Pétrequin, page 686.)

Ligaments croisés profonds. — Ce sont ceux décrits par tous les auteurs. Ils sont de beaucoup les plus puissants et bien mieux disposés que les latéraux pour s'opposer aux déplacements; situés dans l'espace intercondylien, ils ont été distingués en antérieur et en postérieur; l'antérieur se porte de la paroi externe à une dépression que l'on observe en devant de l'épine du tibia; le postérieur va de la paroi interne à une dépression semblable située en arrière de la même épine.

Ce sont deux faisceaux arrondis, dirigés, l'antérieur en avant, en dedans et en bas, le postérieur en arrière, en dehors et en bas; ils s'entre-croisent donc transversalement et d'avant en arrière. L'entre-croisement antéro-postérieur est de beaucoup plus marqué, le transversal se prononce quand on exécute des mouvements de rotation, la jambe étant préalablement fléchie.

Leurs insertions supérieures sont placées dans la même ligne, elles sont bien plus rapprochées de la partie postérieure de l'articulation que de l'antérieure ; elles sont sur une ligne, c'est-à-dire sur le prolongement d'une ligne qui passerait entre les deux tubérosités du fémur. Nous avons vu le même fait se produire pour les ligaments latéraux ; aussi, de même, les ligaments croisés profonds se trouvent-ils relâchés dans la flexion, étendus au contraire dans l'extension. Ils semblent destinés à limiter ce mouvement plus efficacement que les ligaments latéraux.

Les ligaments croisés sont plongés dans une couche épaisse de graisse sur laquelle passe la synoviale ; ils sont composés de fibres d'un blanc rougeâtre, ce qui est dû à la grande quantité de vaisseaux qu'ils reçoivent.

Capsule articulaire. — Autour de notre articulation, et, comme moyen d'union accessoire, on signale différentes aponévroses de la cuisse, différents tendons ambiants qui, par leurs expansions membraneuses, forment tout autour des différentes parties que nous avons indiquées une membrane résistante et continue signalée par M. Malgaigne, et à laquelle M. Richer donne le nom de capsule articulaire. Elle n'est pas aussi bien définie, aussi bien limitée que plusieurs autres, mais elle remplit les mêmes fonctions, c'est-à-dire qu'elle fortifie l'articulation et isole la synoviale.

En arrière, la capsule articulaire est formée par ce que M. Cruveilhier nomme la demi-capsule fibreuse des deux condyles ; c'est une espèce de coque sur laquelle viennent prendre insertion les fibres musculaires des jumeaux qui ne concourent pas à former le tendon, et qui semblent destinées à attirer cette portion de la capsule en arrière dans les mouvements de la jambe sur la cuisse. Souvent on a trouvé un petit os sésamoïde dans la demi-capsule du condyle externe.

C. *Synoviale.* — Elle présente une vaste étendue et un trajet assez compliqué. Il est facile, en injectant la membrane synoviale du genou, d'étudier sa conformation particulière.

Elle tapisse non-seulement les surfaces articulaires des os, mais encore les deux faces des cartilages semi-lunaires et envoie de tous côtés des prolongements burtiformes qui, pénétrant entre les parties voisines, s'opposent, comme le feraient de véritables bourses muqueuses, à ce qu'elles exercent certains frottements les unes sur les autres.

L'espace circonscrit par le grand sac synovial du genou est très-resserré, la membrane synoviale formant de nombreux replis au moyen desquels elle tapisse les os et les cartilages, ce qui leur permet d'offrir sur leurs côtés contigus une surface lisse et continuellement lubréfiée. En arrière, on trouve, à la partie supérieure et à la partie inférieure du sac, deux de ces replis qui revêtent l'extrémité inférieure du fémur et l'extrémité supérieure du tibia. Sur les côtés on en trouve deux autres qui enveloppent les cartilages semi-lunaires ; en devant un cinquième qui revêt la face postérieure de la rotule, enfin un sixième, au milieu, qui pénètre dans le jarret et tapisse les ligaments croisés. Les replis inférieurs et le repli antérieur sont aplatis ; le supérieur est très-profond, les deux latéraux sont horizontaux et le postérieur est vertical.

Outre ces replis qui recouvrent les os et les cartilages contigus, le sac synovial du genou offre un grand nombre de prolongements de capacités diverses qui pénètrent entre les organes voisins, pour les garantir des frottements qu'ils pourraient éprouver. L'un de ces prolongements, très-considérable, est situé entre le fémur et le tendon commun des extenseurs qui lui envoient un faisceau fibreux, monte sur la partie antérieure de l'articulation ; un autre descend sur le côté externe, en arrière, pour se placer entre l'articulation et le poplité, en tapissant le bord externe du cartilage semi-lunaire correspondant. Ils communiquent parfois avec la synoviale du péroné. Enfin, un troisième descend au côté interne et en arrière, entre le tendon du poplité et l'articulation. Ces deux derniers prolongements entourent, par conséquent, le tendon du muscle poplité, en s'accolant immédiatement l'un à l'autre, de sorte que ce tendon semble les perforer.

Outre ces grands appendices, il en est d'autres plus petits, moins importants et moins constants.

Grâce à tous ces prolongements, la membrane synoviale protége tous les mouvements du genou sans les entraver nullement. Il nous semble inutile de nous arrêter sur les caractères de la synovie.

La membrane que nous venons de décrire n'est pas directement en rapport avec le tendon rotulien ; nous rappellerons, en effet, qu'elle en est séparée par une masse adipeuse de laquelle partent quelques filaments cellulo-fibreux, qui vont s'attacher à la partie antérieure de l'espace intercondylien. La synoviale, en formant un repli autour de ces fibres, les transforme en une bandelette, que les auteurs ont appelée ligament adipeux.

Les artères de la synoviale viennent des articulaires, les veines suivent le trajet des artères. Sœmmering dit avoir suivi jusque sur la synoviale les ramifications du nerf crural.

§ 2. — *Articulation tibio-péronéenne supérieure.*

C'est une arthrodie.

Surfaces articulaires. — Nous avons signalé sur le tibia, à son côté externe, une facette plane, circulaire, inclinée, regardant en bas, en dehors et un peu en arrière, nous savons, de plus, que du côté du péroné nous avons une facette analogue tournée en haut, en dedans et un peu en avant.

Les *moyens d'union* sont un ligament antérieur, un ligament postérieur, dirigés de la tête du péroné au tibia, composés de fibres peu serrées et parallèles. Nous devons dire, en outre, que ces deux ligaments sont renforcés par le ligament latéral externe du genou.

La synoviale articulaire tibio-péronéenne est quelquefois isolée, ainsi que l'a constaté M. Lenoir ; elle communique parfois avec la synoviale tibio-fémorale, et d'après cet auteur la fréquence de cette communication serait de 4 sur 40.

CHAPITRE III.

PARTIES MOLLES.

Pour étudier les parties molles qui entrent dans la composition du genou, nous le divisons en deux régions secondaires, l'une antérieure, l'autre postérieure. A l'exemple de tous les auteurs nous décrirons les différents plans, en procédant de l'extérieur vers l'intérieur.

§ 1. — *Région antérieure.*

La face antérieure est irrégulière et anguleuse, les différentes couches de parties molles qui séparent les téguments du squelette sont peu épaisses, ce sont :

1° La *peau*, qui dans cette région n'offre rien de particulier.

2° La *couche* sous-cutanée, lamelleuse, formée de mailles larges permettant aux téguments un glissement facile. C'est dans cette couche que se trouve une bourse séreuse dite *prérotulienne.*

3° L'*aponévrose.* C'est une dépendance du fascia

lata ; elle est représentée par une couche fibreuse croisant en avant la rotule et le ligament rotulien pour venir se fixer à la tubérosité tibiale antérieure. Elle se continue avec l'aponévrose jambière et sur les côtés internes envoie des expansions dites *de la patte d'oie ;* sur les côtés de la rotule elle donne des fibres ligamenteuses , signalées par M. Malgaigne et appelées ligaments rotuliens.

4° Sous cette aponévrose se trouve la *couche musculaire,* composée sur la ligne médiane par le droit antérieur qui se termine par un tendon aplati, que nous avons vu s'insérer à la base de la rotule , par le vaste interne et le vaste externe, qui donnent une membrane fibro-cartilagineuse enveloppant la rotule et recouvrant les condyles interne et externe du fémur. Dans cette membrane nous reconnaissons une portion de ce que nous appelons la capsule fibreuse.

Nous avons signalé la partie inférieure du 3° adducteur qui entre pour sa part dans la composition de cette couche sous-aponévrotique.

Les extenseurs fournissent un petit faisceau musculaire s'insérant, comme nous l'avons dit, sur la synoviale. Quelques auteurs ont proposé de faire de ce petit faisceau un muscle particulier auquel ils donnent le nom de muscle tenseur ou releveur du cul-de-sac synovial. Parti, en effet, du fémur, il va se rendre à la partie réfléchie de la séreuse articulaire, et il est destiné à l'attirer en haut pendant l'extension, en lui évitant ainsi tout froissement de la part de la rotule.

5° *Vaisseaux et nerfs.* — Les cinq artères articulaires sont les artères qui fournissent à cette région ; elles naissent de la partie postérieure, et forment autour des condyles de nombreuses anastomoses. Les veines suivent les artères. Il faut noter encore, au côté interne, la saphène interne, située sous la peau, qui reçoit en ce point de nombreux affluents.

Les *vaisseaux lymphatiques* sont nombreux. Les *nerfs* sont peu importants, ce sont des branches du crural et du saphène interne.

§ 2. — *Région postérieure.*

Aussi appelée creux ou région poplitée ; elle est, on le sait, la plus importante de la région du genou, quand on veut se placer au point de vue de la médecine opératoire.

Cette région est comparée à un losange divisé en deux triangles secondaires par une ligne qui passerait, ainsi que l'indique M. Velpeau, au-dessus des condyles. Le triangle supérieur est le plus profond ; son sommet est en haut, formé par la rencontre des demi-tendineux et demi-membraneux en dedans, et du biceps en dehors. Les deux jumeaux formant par leur écartement le triangle inférieur dont le sommet est dirigé en bas.

Nous avons plusieurs couches à étudier :

1° La *peau* est fine, molle et extensible.

2° La *couche sous-cutanée* est assez épaisse et renferme du tissu cellulaire graisseux.

3° L'aponévrose est la continuation de celle de la cuisse ; elle est très-mince sur les côtés et assez épaisse sur la ligne médiane. En ce lieu elle est simple, tandis qu'elle se dédouble à droite et à gauche. Le feuillet superficiel va regagner l'aponévrose antérieure du genou ; le profond plonge dans le creux poplité, vers la ligne âpre où il se confond avec le périoste, après avoir, en quelque sorte, formé des gaînes pour le biceps et le demi-membraneux. Cette aponévrose enlevée, on trouve le creux poplité circonscrit par des plans osseux et musculo-tendineux et rempli d'un tissu cellulo-graisseux, au milieu duquel sont les vaisseaux et les nerfs.

4° Creux poplité.

a. *Triangle supérieur.* — Les parois sont formées par les muscles demi-tendineux, demi-membraneux couturier et droit interne en dedans, et le biceps en dehors. Comme c'est par l'action de ces muscles que se forment certaines déviations, et comme c'est sur eux que doit porter l'instrument dans l'opération de la ténotomie, nous nous y arrêterons plus longuement en insistant sur leurs usages et sur les rapports que nous décrirons en détail.

Demi-tendineux. — Long, grêle, conoïde, situé à la partie postérieure et interne de la cuisse, parti de la tubérosité de l'ischion pour se rendre à la tubérosité antérieure du tibia, en se réfléchissant autour de la partie inférieure du ligament interne du genou, il est oblique de haut en bas, et de dehors en dedans. Ce muscle fléchit la jambe sur la cuisse et imprime au membre inférieur un mouvement de rotation qui ramène la pointe du pied en dedans ; mais si la jambe est étendue, il étend la cuisse ; si la jambe et la cuisse sont étendues, il devient extenseur du bassin. Notons que dans sa partie inférieure il ne présente aucun rapport important avec les nerfs et les artères.

Demi-membraneux. — Il est situé au-dessous du précédent et un peu en dehors ; il est mince, aplati à son origine, devient épais, prismatique à la partie moyenne, et à la partie inférieure il est grêle et arrondi. Attaché en haut à la tubérosité de l'ischion, il se divise en bas en trois portions ; l'une, son tendon, contourne le condyle interne et se porte à la tubérosité du tibia, tandis que les deux autres portions, sous la forme d'expansions, vont, la première, à la partie antérieure de cette tubérosité, la seconde, externe, ascendante, va se jeter dans le ligament postérieur de l'articulation pour le renforcer. Le demi-membraneux est oblique de haut en bas et de dehors en dedans. Il est congénère du précédent, mais il agit avec moins d'énergie.

Couturier. — Il se trouve à la partie antérieure de la cuisse. Très-long et aplati, il part de l'épine iliaque antérieure et supérieure, croise la cuisse à la manière d'une diagonale et vient, en contournant le condyle, s'attacher à la face interne du tibia et former avec les deux précédents la *patte d'oie*. Il fléchit la jambe sur la cuisse, puis devient, en continuant son action, fléchisseur, abducteur et rotateur de la cuisse en dehors.

Droit interne. — Il n'entre dans la structure du creux poplité que par son tendon qui longe la partie interne au genou. Comme le ténotome porte quelquefois sur ce tendon dans l'opération de la fausse ankylose, nous devons en faire connaître la situation exacte. A la partie interne et superficielle de la cuisse, long, aplati en haut, il s'insère sur la symphyse pubienne et la partie antérieure de la branche du pubis; grêle et arrondi en bas, il s'attache à la tubérosité antérieure du tibia, ainsi qu'à la crête la plus élevée du même os ; vertical, il a pour fonctions de fléchir la jambe sur la cuisse, de la porter en dedans si son attache supérieure est fixée, et de contribuer à fléchir le bassin sur la cuisse dans les cas où cette insertion cesse d'être fixe, comme dans la station verticale. Le tendon de ce muscle devient libre un peu au-dessus de l'articulation du genou ; il se place sur la partie postérieure du condyle interne du fémur et de la tubérosité interne du tibia, contourne cette tubérosité d'arrière en avant, se plaçant en arrière du couturier dont il est séparé par une synoviale et au-dessus du tendon du demi-tendineux. Une même synoviale sert à leurs tendons réunis. Nous devons signaler comme autres rapports le ligament latéral interne que l'on trouve en de-

hors et dont le sépare la coulisse dont nous venons
de parler.

Biceps. — Il forme à lui seul toute la paroi externe
du creux poplité, et c'est surtout sa courte portion
qui, en s'attachant à la ligne âpre, ferme l'excavation
de ce côté. Les fibres de cette partie du muscle forment un tendon qui va embrasser la tête du péroné.
Il est en rapport avec le ligament latéral externe
dont il est séparé par une bourse séreuse qui facilite
leur glissement réciproque. Il fléchit la jambe sur la
cuisse, et, lorsque le membre est tourné en dedans,
il lui imprime un mouvement de rotation en dehors
par l'action de la longue portion qui s'insère, on le
sait, à la tubérosité de l'ischion. Dans la position verticale, il contribue à maintenir le bassin dans l'extension et à l'y ramener, s'il est fléchi.

Les muscles qui limitent la partie inférieure du
creux poplité étant loin d'avoir autant d'intérêt, nous
nous bornerons simplement à en dire quelques mots,
afin de ne pas être accusé d'avoir traité incomplétement ce sujet.

b. *Triangle inférieur.* — Le triangle inférieur, aussi
appelé tibial, est circonscrit par les muscles jumeaux
qui sont loin de former une cavité rappelant celle
du triangle supérieur, car, soulevés par les condyles
du fémur, sur lesquels ils se réfléchissent, se tou-
chant dans toute leur étendue par leurs bords correspondants, ils tapissent une partie du creux po-

plité, et c'est à peine s'ils s'écartent en haut pour gagner chacun son point d'attache respectif.

Outre les jumeaux, on a signalé encore comme formant les parois du creux poplité le plantaire grêle, le poplité et le soléaire.

Excavation. — Elle est remplie par du tissu graisseux au milieu duquel on voit plonger de haut en bas les vaisseaux et les nerfs. De dedans en dehors, ces parties très-intéressantes à étudier sont :

1° L'*artère poplitée*, qui, renfermée avec sa veine satellite dans une gaîne née de l'aponévrose, traverse le creux poplité en entrant par l'angle supérieur pour sortir par l'angle inférieur. Dans ce trajet, l'artère poplitée fournit sept branches qui sont de haut en bas : deux articulaires supérieures, une articulaire moyenne, deux jumelles et deux articulaires inférieures. Inutile d'insister sur leurs usages que leur nom indique suffisamment.

2° *Veine poplitée.* C'est la veine satellite de l'artère; elle la suit dans sa direction, mais elle est plus superficielle; elle est remarquable par l'épaisseur de ses parois, qui parfois, au premier abord, peut la laisser confondre avec le vaisseau artériel.

Ces deux vaisseaux sont renfermés dans une gaîne commune qui, en dehors d'elle, nous montre : 3° le *nerf poplité interne* qui suit la direction du sciatique et qui, après avoir traversé l'excavation dans le même sens que l'artère et la veine, s'enfonce dans le soléaire et prend le nom de nerf tibial.

4° *Veine saphène externe;* plus externe, elle se jette dans la veine poplitée au niveau des condyles.

5° *Nerf poplité externe.* Il occupe la partie la plus externe du creux poplité. Au point de vue où nous sommes placé, c'est celui qui nous intéresse le plus. En effet, se dirigeant en bas et en dehors, longeant le côté interne du biceps jusqu'à la partie inférieure du genou, dans lequel il pénètre entre le muscle grand péronier et le péroné, on voit qu'il peut être blessé dans la section sous-cutanée du biceps pour la fausse ankylose du genou.

On peut s'assurer de la position du cordon nerveux par sa compression qui cause une sorte de crampe, puis on commande au malade de fléchir le genou pendant que l'on cherche à le ramener dans l'extension. Par cette double manœuvre, le tendon bicipital devient plus saillant et s'éloigne du nerf, que l'on évite seulement alors, en glissant le ténotome, d'après la méthode de mon père, de dedans en dehors.

Des deux nerfs poplités émane un double filet destiné à former 6° le *nerf saphène externe,* qui, constitué par ces deux racines, descend accompagner la veine du même nom.

7° *Lymphatiques.* Outre ces artères, ces veines et ces nerfs, le creux poplité contient encore des vaisseaux lymphatiques qui se rendent à trois ou quatre ganglions nommés ganglions poplités.

CHAPITRE IV.

ANATOMIE DES FORMES.

Le genou offre un volume relativement plus considérable dans l'enfance, et, si on le compare suivant les sexes, on voit que la saillie interne est plus considérable chez la femme que chez l'homme. Comme, d'un autre côté, le genou est convexe en dedans, concave en dehors, on voit qu'il y a tendance aux deux genoux à se rapprocher. L'exagération de cette tendance nous donne une difformité à laquelle on a imposé le nom de *genoux en dedans*, affection que l'on rencontre surtout chez la femme.

La forme du genou varie suivant qu'il est considéré dans la position étendue ou dans la position fléchie. *Dans la position étendue*, il est irrégulièrement prismatique et triangulaire; son sommet mousse correspond à la rotule, sa base à l'espace poplité. Au-dessus et au-dessous de la saillie triangulaire offerte par la rotule, on trouve des dépressions qui ne sont bien apparentes que lorsque le muscle triceps est dans un état de relâchement complet. Chez les individus doués d'embonpoint, à la place de deux fossettes sous-rotuliennes, qui se rencontrent de chaque côté du tendon rotulien, on trouve deux saillies remplies d'une graisse molle qui peut, en certains cas, en imposer au chirurgien et faire croire à de la fluctuation.

Du côté externe, dans l'extension, l'on voit, se dirigeant de haut en bas et d'arrière en avant, une corde qui est une dépendance du fascia lata. En avant de cette corde, on trouve la saillie du condyle externe du tibia, et, entre les deux, celle de la tête du péroné.

Au côté interne, on trouve une autre corde formée par les tendons réunis de la patte d'oie, en avant de laquelle est le condyle interne du fémur.

En arrière, nous l'avons dit, se trouve la région poplitée.

Dans la position fléchie, l'aspect du genou change considérablement, la rotule, soulevée par les condyles fémoraux, devient très-saillante jusqu'au moment où la flexion se trouve exagérée. Alors, en effet, la rotule, s'enfonçant dans la gorge des condyles fémoraux, se déprime et laisse libre la trochlée articulaire que l'on reconnaît sans peine à travers la peau. La partie proéminante du genou est formée par les condyles fémoraux « que l'on a comparés, dit M. Pétrequin, « aux extrémités digitales des métacarpiens dans la « flexion exagérée des doigts (page 675, *loc. cit.*) »

Dans la flexion, le creux poplité se prononce davantage, il devient de plus en plus profond et accentué, limité en dedans et en dehors par deux cordes tendues qui sont formées par les ligaments latéraux doublés et renforcés par les tendons des muscles correspondants.

CHAPITRE V

PHYSIOLOGIE.

Constitué comme nous l'avons dit dans l'anatomie, le genou, si on le considère dans son ensemble, présente une articulation que l'on a rangée dans la classe des ginglymes angulaires ou articulations trochléennes, c'est-à-dire de celles qui, par la juxtaposition des parties qui la composent, rappellent le mécanisme de la poulie.

Les principaux mouvements de cette articulation sont celui de flexion de la jambe sur la cuisse et celui d'extension en sens directement opposé. Le mouvement de flexion n'est pas limité, c'est-à-dire que ; comme tout le monde le sait, dans la flexion forcée les os de la jambe peuvent devenir presque parallèles au fémur. Pour ce qui est de l'extension, elle se trouve limitée; et, comme nous l'avons vu, ce sont les ligaments latéraux qui sont chargés d'entraver le mouvement en ce sens.

Nous ne parlons que de l'état normal, car lorsque, par suite de subinflammation, de tumeurs blanches, etc., les ligaments articulaires sont relâchés, il peut survenir une extension exagérée comme dans l'observation n° 3 que nous rapportons plus loin; dans laquelle le tibia était porté tellement en arrière que le genou, au lieu de former un angle saillant en avant, formait au contraire un angle rentrant. C'est dans cet état que le malade s'est présenté pour être traité de sa fausse ankylose, et c'est l'observation qui justifiera plus tard la division que nous donnerons des fausses ankyloses en avant.

Mais les mouvements d'extension et de flexion, quoique étant les mouvements normaux du genou, ne sont pas les seuls qui se passent dans cette articulation ; nous y voyons aussi des mouvements latéraux.

Ces mouvements latéraux ne peuvent s'exécuter, ainsi que nous l'avons dit plus haut, que lorsque la jambe est dans la flexion, les ligaments externes et internes s'y opposant pour ainsi dire, lorsque la jambe est dans l'extension.

Or, si l'on considère, d'une part, que dans les cas de maladies du genou, tumeurs blanches et autres, les malades, pour éviter la contraction des muscles, tiennent leur jambe fléchie, et que tous les muscles sont très-sujets à se rétracter quand on laisse les malades prendre des attitudes vicieuses, on comprendra : 1° que la fausse ankylose en avant est une exception ; 2° que la fausse ankylose angulaire en arrière est la règle, et de plus 3° on se figurera comme quoi dans cette fausse ankylose angulaire l'action des muscles qui agissent sur le tibia peut déterminer des changements de position en attirant ces os en dehors de l'axe normal du membre. Enfin 4° on verra que, par suite de positions dépendantes de ces actions physiologiques, le malade tenant sa jambe dans l'abduction et la flexion, ce sont les muscles de la patte d'oie et de biceps qui sont rétractés et sur lesquels devront porter les tractions de l'opérateur et, quand elles seront insuffisantes, l'instrument tranchant, le *ténotome*.

Nous n'avons pas besoin de revenir sur l'action de chacun des muscles qui agissent sur les leviers qui composent l'articulation du genou ; nous avons longuement insisté à l'article *Anatomie* sur les usages de chacun d'eux.

Nous rappellerons, cependant, que les muscles demi-tendineux, demi-membraneux et couturier, sont fléchisseurs et rotateurs en dedans, que le biceps agit en sens opposé ; de plus, M. Pallaciano a montré que le tenseur aponévrotique peut, lui aussi, opérer une sorte de torsion ou de rotation externe contre laquelle il conseille la section de la bandelette fibreuse qui en descend, opération qu'il a faite avec succès. L'on sait que le muscle triceps est le seul qui soit chargé de l'extension.

DEUXIÈME PARTIE

Fausse ankylose du genou.

On désigne sous le nom d'*ankylose* un cas pathologique dans lequel le libre exercice des mouvements
est entravé par une affection des articulations.
Quand, par suite de soudure des os entre eux, l'immobilité est absolue, on dit qu'il y a ankylose proprement dite, ankylose complète. Si, au contraire,
l'immobilité n'est pas absolue, si la roideur provient
de l'induration des parties environnant l'articulation,
si le libre exercice des mouvements n'a pas entière-
ment disparu, on dit qu'il y a ankylose incomplète, pseudo-ankylose, ou fausse ankylose.

La fausse ankylose peut porter sur toutes les articulations, mais on la trouve plus fréquemment dans
celle du genou, la surface et les nombreuses parties
qui entrent dans la composition de celle-ci offrant
beaucoup de points susceptibles d'être altérés.

CHAPITRE I.

HISTORIQUE.

La fausse ankylose du genou n'est pas une maladie nouvelle, elle a dû exister de tout temps, mais les auteurs la confondaient avec l'ankylose proprement dite. Les chirurgiens, la regardant comme le premier degré de l'ankylose complète, croyaient agir prudemment en laissant cette dernière venir remplacer l'autre. Ils n'osaient pas, en effet, en face des maladies qui avaient causé l'ankylose incomplète, agir sur une articulation déjà enflammée, et, par une immobilité absolue, ils cherchaient même à obtenir, dans certaines affections du genou, l'immobilité de l'articulation, croyant alors avoir guéri le malade et amené une heureuse terminaison.

Dans certains cas, malgré tout ce que l'on avait fait pour obtenir la soudure des deux os, les phénomènes primitifs ayant disparu, les chirurgiens voyaient qu'en dépit de leurs soins, la roideur de l'articulation était due à l'induration des tissus fibreux qui existent normalement autour et dans l'articulation du genou, aux rétractions musculaires, à l'empâtement et à la création de tissus fibreux anormaux, et que, derrière tout cela, les os s'étaient pour ainsi dire obstinés à garder leur indépendance mutuelle. Ces cas furent peut-être, pour quelques-uns, regardés comme des insuccès ; d'autres, au contraire, s'apercevant que les deux os pouvaient encore rouler l'un sur l'autre, que quelques mouvements, presque insensibles, il est vrai, étaient produits par le malade, songèrent, tous les phénomènes de l'inflammation étant dissipés, à agir sur l'articulation par des tractions, par des mouvements plus ou moins brusques, des tiraillements, afin, pensaient-ils, de rappeler la mobilité et par conséquent la forme normale.

L'ankylose devint ainsi successivement ankylose incomplète, puis fausse ankylose. Chacun de ces noms marque un progrès dans la science ; le premier fut fait par ceux qui reconnurent que la soudure pouvait être incomplète ; le second par ceux qui, en guérissant ces ankyloses incomplètes, donnaient la preuve qu'elles étaient de fausses ankyloses.

La question de la fausse ankylose du genou est devenue, depuis, le sujet de bien des travaux. Un grand nombre de chirurgiens spécialistes et autres s'en sont occupés ; nous renvoyons au chapitre *Traitement*, pour insister sur les progrès qui ont été faits dans l'espèce.

CHAPITRE II.

ANATOMIE PATHOLOGIQUE.

Les malades ne meurent pas de la fausse ankylose du genou ; l'anatomie pathologique n'a donc pu en être faite que très-rarement, et quand les individus avaient été emportés par toute autre maladie. Dans ces cas, on a trouvé l'articulation considérablement déformée, tant par les changements survenus dans les parties osseuses, que par ceux, plus nombreux encore, qui s'étaient faits dans les parties molles environnantes. Ainsi, les ligaments qui entourent le genou sont indurés, épaissis, rigides ; on peut s'expliquer déjà, à cette seule inspection, la difficulté du jeu des surfaces articulaires ; mais, en pénétrant plus profondément ; en passant à l'examen des muscles et des tendons, on les voit participer à la même altération, se durcir, se rétracter ; on a vu même dans certains cas, quand la maladie existait depuis un temps assez long, le tissu musculaire perdre son aspect normal, devenir dur, pâle, et passer à l'état fibreux.

« La synoviale se dessèche, la synovie n'est plus versée qu'en petite quantité dans la cavité séreuse qui devient inutile puisqu'il n'y a plus de frottement. Les cartilages s'amincissent et se résorbent, et, en un mot, on a tous les phénomènes qui préparent l'ankylose par soudure osseuse. » (Nélaton, t. II, p. 231.)

Ajoutons que le tissu cellulaire sous-cutané périphérique est aussi empâté et résistant, et que la peau elle-même, rétractée sur l'articulation, peut, dans certains cas, contribuer à maintenir la difformité.

Telles sont les lésions pathologiques que l'on rencontre dans les cas les plus simples. Dans certains autres, il faut ajouter des gonflements anormaux des extrémités osseuses, des déplacements, des subluxations ; l'ankylose de la rotule qui est assez fréquente ; et, si la fausse ankylose succède, comme nous le verrons plus tard, à des tumeurs blanches suppurées, il y a à ajouter, d'une part, entre les extrémités osseuses des adhérences fibreuses, solides, résistantes, qui font disparaître la cavité synoviale, adhérer entre elles les surfaces articulaires, et sont, comme on le conçoit, autant d'obstacles sérieux, pour ne pas dire quelquefois insurmontables, à la guérison des sujets. D'un autre côté, dans les tissus fongueux répandus autour de l'articulation, on peut constater des trajets fistuleux, suite d'*abcès* circonvoisins, des cicatrices, etc., qui ajoutent encore à la gravité du pronostic dans la fausse ankylose avec flexion.

« Les nerfs sont raccourcis ; quant aux vaisseaux sanguins, veines et artères, ils décrivent des flexuosités pour s'accommoder à cette nouvelle position. Toutefois on comprend que dans une brusque extension, ils puissent être rompus- » (Nélaton, *loc. cit.*)

Dans son livre, déjà si souvent cité, mon père rapporte l'observation d'une fausse ankylose angulaire du genou, qui, ayant nécessité l'amputation, permit de constater ces désordres anatomiques. Nous croyons utile de rapporter ce fait qui résume presque tout ce que nous avons dit jusqu'ici.

OBSERVATION Iʳᵉ.

R....., âgé de 15 ans et quelques mois, d'une constitution éminemment lymphatique, pâle, apathique, habitait depuis trois ans une institution du faubourg Saint-Antoine, établissement situé dans de vastes jardins, bien aéré, parfaitement disposé, en un mot, pour son genre de destination. A l'âge de 4 ou 5 ans, ce jeune homme avait éprouvé au genou droit un engorgement subinflammatoire, qui dura plus de deux ans. Cet engorgement était peu douloureux, et permit presque toujours au malade de marcher, en boitant toutefois ; car, dès l'invasion de l'affection, la jambe s'était un peu fléchie sur la cuisse, et le genou offrait une saillie assez prononcée, c'est-à-dire que, presque au commencement de la subinflammation, il s'était développé une fausse ankylose angulaire à l'articulation du genou, laquelle a toujours persisté depuis, ainsi que la claudication. De l'âge de 6 à 7 ans à celui de 14, le malade a donc pu marcher et courir sans douleur, mais en traînant la jambe ; il ne souffrait que lors des changements de temps, surtout quand la température était froide et humide, et aussi quand il était fatigué : alors il éprouvait des tiraillements dans la partie postérieure et interne de la cuisse, ou bien une pesanteur générale dans tout le membre. A cette époque de 14 ans, à peu près un an avant qu'il me consultât, le jeune homme vit sa position empirer : la claudication devenait plus forte après la moindre course ; tout le membre lui semblait lourd, et la fausse ankylose allait en augmentant ainsi que les douleurs de la cuisse. La genouillère qu'il portait depuis longtemps ne suffisait plus pour lui affermir le genou, le membre devenant de jour en jour plus faible ; et ce fut pour savoir s'il fallait lui

---

(1) V. Duval, *Traité de la fausse ankylose,* p. 463 et suiv.

faire une genouillère plus forte, ou un brodequin à tuteurs, ou enfin lui couper les *nerfs* du jarret (expression du malade), qu'il vint me consulter à l'hôpital Saint-Antoine, dans les premiers jours de mai 1839. Ainsi qu'on a pu en juger par les commémoratifs, il y avait chez ce jeune homme quelque chose qui ne se rencontre pas ordinairement chez les sujets atteints de fausse ankylose. Je me contentai alors de lui prescrire un régime approprié à son état, et capable de ranimer la vitalité affaiblie de l'organisme : un bain tous les deux ou trois jours, avec addition de 3 ou 4 kilogrammes de sel marin dans chaque bain, des frictions sur le genou et vers la partie interne de la cuisse, avec la pommade suivante :

Pr. Axonge,	65 grammes.
Iode,	40 centigr.
Hydriodate de potasse,	
Extrait de ciguë,	ā̄ 6 grammes.
— de belladone,	
Camphre,	6 —

Mêlez

Et pour tisane, une infusion de houblon, à la dose de cinq à six verres par jour ; en ajoutant dans chaque verre de 6 à 8 grains de bicarbonate de soude.

Mais, au bout de deux mois, voyant que ce régime n'amenait pas de résultat bien notable, vivement pressé par le jeune malade, qui demandait toujours à entrer dans mon établissement, afin d'y subir la section des *cordes,* qui s'étaient, disait-il, tendues dans son jarret, je prescrivis provisoirement un brodequin à tuteurs latéraux, se prolongeant jusqu'au haut de la cuisse, articulés aux malléoles et au genou, la dernière articulation pouvant être rendue immobile à volonté, de façon à pouvoir faire marcher le malade plus solidement, mais à jambe roide.

Le malade commença, le 15 juillet, à faire usage de ce brodequin ; il s'en trouva bien d'abord ; mais, quinze jours après, il revint me voir, disant qu'il souffrait davantage au genou et le long de la partie interne de la cuisse ; chaque soir il éprouvait, après le coucher, de la chaleur et des élancements dans tout le membre, qui l'empêchaient de dormir. De son propre aveu cependant, il avait ressenti autrefois des élancements nocturnes, surtout quand sa jambe était étendue. Je l'engageai à continuer l'usage de son brodequin pendant la nuit.

Huit jours après je le revis ; ses souffrances étaient toujours les mêmes ; il désirait coucher sans son brodequin ; je le lui permis. Cependant les nuits ne furent guère meilleures ; il était souvent réveillé en sursaut par des douleurs dans tout le membre, douleurs qu'il rapportait principalement au haut de la cuisse et au jarret ; le jour il continuait de porter le brodequin à tuteurs, qui lui facilitait la marche en empêchant le membre de fléchir.

Vers la fin d'août, le jeune homme éprouva un accident qui fut suivi d'une violente exaspération dans son état ; il glissa sur un banc en jouant avec ses camarades, et, comme il essayait de se retenir, il se donna un violent coup de poing sur la partie antérieure de la cuisse, près du genou. Depuis ce moment, les douleurs augmentèrent, particulièrement vers l'endroit où le coup avait porté. Un mois plus tard, cette région commença à se gonfler et à devenir pâteuse, mais sans changement de couleur à la peau. Je conseillai des cataplasmes de farine de graine de lin, arrosés d'acétate de plomb liquide ; puis je fis délayer de la farine dans une décoction de ciguë ; j'ordonnai plusieurs applications de sangsues, etc. Je ne gagnai rien sur le mal ; seulement le sirop diacode que je prescrivis pour la nuit calmait un peu les souffrances et amenait le sommeil.

8 octobre. Le malade se mit au lit pour ne plus se relever.

On continua les cataplasmes émollients et résolutifs ; pas de changement dans l'état de tuméfaction. De la fluctuation se manifesta vers les premiers jours de novembre. Alors la présence d'un liquide étant manifeste à la partie externe et inférieure de la cuisse, j'y pratiquai une incision profonde, qui donna issue à un liquide sanguinolent, mêlé à de gros caillots d'un blanc jaunâtre, assez semblables à de la gelée. En explorant le fond de la plaie avec une sonde cannelée, on reconnut facilement la gravité du mal ; on sentait des rugosités osseuses et dénudées sur le fémur. Quelques jours avant l'ouverture de la tumeur, le médecin de la pension avait fait appeler, à mon insu, un chirurgien d'hôpital, lequel avait été désigné par un parent du malade.

Ce chirurgien avait été d'avis qu'il faudrait bientôt donner issue au liquide s'il ne se résorbait pas spontanément. Les douleurs, qui s'étaient d'abord un peu calmées, recommencèrent aussi vives qu'auparavant. Une nouvelle consultation du chirurgien et du médecin eut lieu encore en mon absence. Là, l'amputation fut jugée nécessaire, et l'on voulut bien m'avertir qu'elle aurait lieu le *mercredi suivant*, mais on la fit le *mardi*, parce que, m'a-t-on dit, le malade s'y était décidé ce jour-là.

Depuis le 4 ou le 5 novembre jusqu'à la mort du sujet, qui eut lieu le 20 du même mois, neuf jours après l'amputation, j'avais cessé de voir le malade. Voici les lésions que l'on a trouvées à la dissection du membre :

Anatomie pathologique de la portion du membre amputé, faite par l'élève interne du chirurgien qui a pratiqué l'amputation.

Tout le membre est infiltré. On voit à la partie externe et inférieure de la cuisse, au-dessus du condyle du fémur, une incision qui a été faite quelque temps avant l'amputation. Elle donne issue à une sanie purulente et sanguinolente très-fétide.

Après avoir incisé la peau de la région poplitée, on trouve les muscles pâles, soulevés et un peu aplatis par une tumeur sur laquelle ils se moulent. Les vaisseaux sont déjetés en dedans.

La tumeur, du volume du poing, allongée, descend jusqu'au niveau de l'articulation ; elle contient près d'un verre de bouillie sanguinolente, très-fétide. Les parois sont fibreuses et formées par le périoste distendu et doublé de plaques osseuses, profondément altérées, isolées en arrière, continues en avant (aussi la solution de continuité n'avait-elle pas été soupçonnée sur le vivant). En ôtant toutes les parties molles et les plaques osseuses plus ou moins libres, on trouve le fémur divisé en deux fragments.

Le *premier fragment supérieur* et long de 17 centimètres 5 millimètres. Examiné en *avant,* on le voit s'élargir beaucoup en bas et se terminer d'une manière très-irrégulière. Sa plus grande largeur se trouve à environ 1 pouce au-dessus de son extrémité inférieure; elle est de 7 centimètres 8 millimètres. On voit de très-nombreux sillons parallèles à l'os, très-marqués en bas et en avant, remontant au delà du fragment sur les faces interne et externe de l'os, mais en avant ne dépassant pas la moitié inférieure du morceau d'os.

En *dessous* et en *bas,* on voit une plaque osseuse de tissu compacte, grande comme une pièce de 1 franc, irrégulière, à bords arrondis, et dont les fibres n'ont pas de direction visible. Elle est fort mince et recouvre un trou moins grand qu'elle. Sa surface est mamelonnée; elle paraît surajoutée à l'os, avec le tissu duquel elle ne se confond qu'à sa partie supérieure et externe. Tout à fait en bas et en dehors, les sillons longitudinaux sont remplacés par une surface presque mamelonnée, sur laquelle sont des lignes irrégulières.

Examiné en *arrière,* on voit un cylindre osseux, de la forme et du volume du corps du fémur, long de 2 bons pouces, altéré par la maladie, irrégulier, cribriforme, mince, creusé par un vaste canal central, dont les faces latérales et postérieures sont libres, et qui est envaginé dans le corps du fémur, qui paraît s'être ouvert par la ligne âpre, et s'être déjeté de chaque côté en manière d'ailes qui constituent l'élargissement de la face antérieure notée plus haut. L'espèce de cornet à ouverture très-oblique que forme le fémur pour entourer le cylindre, comparable au périanthe des arums, est fort mince et

continue avec ce dernier par sa face postérieure ; les ailes
seules en sont distantes.

Le *fragment inférieur* est long de 9 centimètres 5 millimètres en *avant*, et n'a presque plus l'aspect du tissu osseux, surtout dans la moitié correspondant au condyle interne. En pres-
sant l'os dans cette partie, il fléchit sous le doigt et paraît
élastique. En l'incisant au-dessus du condyle, on trouve que
toutes les fibres osseuses ont disparu, excepté au centre, où
quelques-unes restent minces et molles. Elles sont remplacées
par un tissu blanc, légèrement bleuâtre, lardacé ; un scalpel
perce l'os de part en part presque aussi facilement qu'un muscle. L'altération du condyle externe est moins avancée.

En *arrière*, la continuité de la surface osseuse est rompue ;
on trouve des plaques osseuses minces, sillonnées et cribri-
formes, recouvrant incomplétement l'os, dont toute l'épaisseur
est altérée. La solution de continuité est nettement terminée
au niveau de l'échancrure intercondyloïdienne et le long des
limites de la tubérosité externe sur le condyle interne, une
sorte de tissu fibreux cache cette limite.

L'articulation ne présente aucune trace d'inflammation récente ; elle ne contient aucun liquide. Les ligaments latéraux
sont peu distincts et faibles.

Les surfaces articulaires sont adhérentes en quelques points
au moyen du tissu cellulaire. La surface fémorale est déformée ; les condyles ressemblent à un bord, et la gorge moyenne
présente une saillie irrégulière. Toute cette surface est recouverte de cartilage diarthroïdal mince, transparent, bleuâtre,
continu et poli.

Les ligaments croisés sont plus larges qu'à l'état normal ;
leur direction est un peu modifiée par l'état des surfaces ; ils
paraissent plus rapprochés du plan postérieur de l'articulation. En sciant l'os d'avant en arrière, suivant son axe, on voit
que le ramollissement et la dégénérescence lardacés occupent
toute son épaisseur, et qu'ils sont nettement limités par ce cartilage, qui sépare la diaphyse, de l'épiphyse qui est saine. Ce

cartilage, comme celui du tibia, est épais d'un quart de ligne
environ , et d'un rouge violet.

Cette observation a suggéré à mon père des ré-
flexions qui se rapportent trop au sujet que nous
traitons, pour ne pas être ici consignées tout au long.

« Ces détails offrent sur une même pièce l'image de
presque toutes les altérations organiques dont les os
peuvent être affectés : la périostite, l'ostéite, la carie, la nécrose, et la dégénérescence lardacée.

La plupart de ces désordres n'avaient pu être re-
connus pendant la vie. Nous pensions, en effet, avoir
affaire à une ostéite, suite d'une périostite ; d'autres
avaient cru voir une carie et une lésion des vaisseaux qui ont été trouvés intacts, etc.

« Il est évident, pour quiconque connaît à fond les
maladies des os, que l'affection du jeune homme
dont on vient de lire l'histoire avait pris naissance
depuis plus d'un an. En effet, dès l'âge de 14 ans,
le sujet a commencé à ressentir dans la cuisse des
douleurs profondes, surtout quand il était fatigué,
ou lorsqu'il avait chaud dans son lit. Ces douleurs
reparaissaient souvent. La pesanteur, l'engourdisse-
ment dans le membre, l'augmentation de la flexion
de la jambe, émanaient évidemment d'un *foyer d'irritation* le long du fémur ; mais quel était le lieu
précis de ce foyer? Les douleurs étaient vagues ; le
malade les rapportait le plus souvent à la partie supérieure et interne de la cuisse, quelquefois au jarret, d'autres fois à l'articulation fémoro-tibiale, qui

est toujours restée à peu près saine en apparence ;
elles étaient donc sympathiques. On pouvait donc
palper la cuisse dans tous les points de sa longueur
avec les mains sans provoquer la moindre douleur.
Il n'en était pas de même lorsque l'on voulait étendre la jambe : alors le malade accusait de la souffrance dans toute la partie postérieure de la cuisse,
et cette souffrance n'était qu'à peine partagée par le
genou. Ces douleurs insolites du membre, et surtout
leur nature, ont été la seule cause qui m'avait empêché de recevoir le malade dans mon établissement
et de le traiter d'après mon procédé, la section souscutanée des tendons des muscles fléchisseurs de la
jambe. Il aurait fallu effectivement, après cette section, étendre la jambe sur la cuisse en quinze jours
ou trois semaines, et je redoutais d'en venir à cette
extrémité par les raisons que je viens de donner,
raisons que corroborait la constitution lymphatique
du sujet. Telles sont les considérations qui m'avaient
déterminé à ne prescrire à ce malade qu'un simple
traitement médical, fort heureusement pour moi et
pour mon procédé.

« Le foyer de l'irritation que je présumais exister
sous le périoste y existait bien en effet : car comment la nécrose commence-t-elle, si ce n'est par une
affection du périoste ou de la membrane médullaire ?
Le séquestre que l'on a trouvé à la partie postérieure
du nouvel os, à moitié invaginé dans le corps de la
nouvelle portion du fémur qui s'était ouverte par
la ligne âpre, nous indique bien évidemment la pré-

existence d'une inflammation du périoste ou de la
membrane médullaire, ou de ces deux membranes
à la fois, inflammation qui a entravé le travail de
nutrition de la portion d'os correspondante, et a fini
par la nécrose. On sait que les membranes nour-
ricières des os, comme la plupart des tissus blancs
des membres, n'éprouvent, lorsqu'elles sont phlo-
gosées, qu'un degré sourd d'inflammation (subinflammation). Cet état peut subsister fort longtemps
chez les sujets très-lymphatiques ou scrofuleux sans
déterminer des désordres bien notables en apparence, et sans que les parties données d'une vie plus
active qui les entourent participent à leur état. Il
peut donc exister pendant un certain temps, chez
un sujet lymphatique, une nécrose d'une portion
d'un os long entouré de beaucoup de tissu charnu,
sans que ces tissus soient sensiblement malades.
Nous devons ajouter, toutefois, qu'à la longue les
parties molles finissent par se tuméfier par l'accu-
mulation et l'épanchement des liquides dans lesquels
baigne le séquestre. Ces liquides proviennent, d'une
part, de la face interne du périoste chargé de la sé-
crétion du nouvel os; de l'autre, des tissus envi-
ronnants irrités par la présence même du séquestre,
qui fait l'office de corps étranger. Un coup, une
chute, peuvent alors hâter l'apparition de cet engorgement pâteux qui précède la formation des accès.

Ces causes peuvent rompre le nouvel os, s'il est
encore tendre, et la nécrose alors se trouve compliquée de fracture. Les solutions de continuité au nou-

vel os peuvent dépendre d'autres causes encore.
Lorsque la membrane médullaire est malade, que
toute la circonférence de l'os est nécrosée, le périoste
se gonfle, se sépare de la portion d'os nécrosée ; il sé-
crète une matière gélatiniforme par sa face interne,
laquelle forme le nouvel os ; alors le séquestre est invaginé, et, comme la matière gélatiniforme est mêlée
d'une certaine quantité d'un liquide sanieux, prove-
nant de la décomposition de l'ancien os en séquestre,
cette matière se fait jour à l'extérieur ; pour cela elle
ulcère, perfore une portion du nouvel os, et par
cette ouverture le séquestre peut s'engager et sortir.
Chez le malade qui fait le sujet de cette observation,
le séquestre est sorti par l'ouverture accidentelle de
la ligne âpre, et le nouvel os, rempli de nombreux
vaisseaux qui entrent dans sa composition, a dû déterminer une hémorrhagie, et le sang, le pus sanieux,
le séquestre, ont agi comme des corps étrangers, et
ont dû donner naissance aux abcès qui existaient
dans les environs du nouvel os. Lorsque cela arrive
dans une portion du fémur, la cuisse ne se déforme
pas toujours : le séquestre d'un côté, les abcès en-
kystés de l'autre, peuvent maintenir les fragments
de telle sorte que le membre semble affecter une
direction à peu près normale. Le diagnostic peut
devenir fort équivoque, et le désordre rester tout à
fait méconnu jusqu'à l'époque de la dissection du
membre. C'est précisément ce qui est arrivé chez le
malade en question ; personne n'avait soupçonné la
nécrose : on avait cru avoir affaire à une affection

d'une autre nature, et l'on s'était plu à établir des hypothèses malveillantes que les détails précédents démentent formellement. »

CHAPITRE III.

CAUSES.

On doit, d'une manière générale, regarder comme cause de la fausse ankylose toute raison qui amènera l'immobilité dans l'articulation du genou ; que cette immobilité soit déterminée par la nature même de la maladie, qu'elle soit le fait d'une crainte instinctive du malade pour tout mouvement qui lui est douloureux, ou qu'elle soit enfin une conséquence du traitement que le chirurgien est obligé d'employer en certains cas. C'est ainsi que nous voyons la fausse ankylose survenir dans les luxations non réduites et incomplètes, dans la paralysie, dans le rhumatisme, dans les fractures de jambe ou de cuisse pour lesquelles on est obligé d'appliquer des bandages plus ou moins inamovibles.

Nous avons vu la fausse ankylose résulter de coups, de chutes sur le genou, et de plaies d'armes à feu (obs. Don Carlos) ; mais à coup sûr les plus fréquentes sont celles qui surviennent à la suite de tumeurs blanches, Ici, en effet, nous trouvons réunis et la cause générale qui agit sur le tempérament du sujet et l'état d'inflammation des surfaces articulaires.

Mon père place les tumeurs blanches au premier rang comme cause de cette affection, d'accord en cela avec M. Jules Cloquet qui nous dit : « Les tumeurs blanches donnent fréquemment lieu à l'ankylose. D'abord incomplète, elle dépend de la rétraction des muscles fléchisseurs, qui tiennent le membre dans l'immobilité ; de la tension et de la roideur des ligaments, lesquels, étant fortement tendus et allongés par le gonflement dont les extrémités articulaires des os deviennent souvent le siége, serrent tellement les extrémités les unes contre les autres, qu'ils les empêchent de se mouvoir. La membrane synoviale peut rester longtemps distincte, bien que tout mouvement soit impossible dans l'articulation. Ce n'est guère que dans le cas où les surfaces articulaires sont attaquées par la carie et les cartilages d'incrustation détruits par la suppuration que les os se soudent intimement par un cal osseux, et que l'ankylose devient complète. » (J. Cloquet, *Dict. de méd.*, 2ᵉ édit., t. III, page 184.)

En seconde ligne, comme cause de l'affection qui nous occupe, M. V. Duval place le rhumatisme. Viennent ensuite, par degré de fréquence, les paralysies partielles des membres abdominaux, les chutes, les coups, les abcès du pourtour de l'articulation ou du jarret, ou même de la cuisse. Les hydropisies articulaires, par l'immobilité et la douleur qu'elles occasionnent dans l'articulation ; enfin les tumeurs blanches et les brides, suites de brûlures. Nous ajouterons à ces causes l'arthrite des femmes récemment accouchées, et l'arthrite blennorrhagique.

Placé depuis longtemps à la tête du traitement orthopédique de la ville de Paris, mon père a pu, mieux que personne, dresser ce tableau des causes de la fausse ankylose du genou.

Mais deux points ont surtout attiré son attention, c'est d'abord l'influence du tempérament lymphatique et scrofuleux, sur laquelle il a insisté (*loc. cit.*, page 354), et en second lieu l'état de subinflammation qui accompagne constamment la production des difformités dont il s'agit.

On a cité, en outre, une prédisposition singulière à l'ankylose, dans laquelle toutes les jointures semblent être prédestinées à une soudure plus ou moins complète. Samuel Cooper, Larrey (de Toulouse), Percy, M. Velpeau, en rapportent des exemples. Nous-même nous nous rappelons avoir observé un cas semblable dans le service de M. le professeur Jobert de Lamballe, à l'hôpital Saint-Louis, c'était sur une femme à la suite de rhumatisme. Nous aurons aussi l'occasion d'en donner un exemple dans l'observation n° 4, à l'article du pronostic.

Nous ne savons si c'est à cette prédisposition ou à une autre cause qu'est due l'existence simultanée de fausses ankyloses sur les deux genoux, mais ce fait avait déjà été remarqué, car dans l'ouvrage de M. le Dr Jalade Lafond, mon grand-père, nous le voyons signalé, et nous en avons vu nous-même plusieurs cas, entre autres celui que nous rapportons ici.

OBSERVATION II.

Mme Bark...., de Metz, âgée de 50 ans, d'une constitution lymphatique, ayant beaucoup d'embonpoint, avait été sujette depuis plusieurs années à des attaques de rhumatisme, tantôt dans les membres inférieurs, tantôt dans les membres supérieurs. Dans l'origine, l'affection rhumatismale se dissipait pendant quelques mois pour reparaître plus tard à l'état aigu ou subaigu ; mais depuis 7 ou 8 ans, passé à l'état chronique, elle n'a plus quitté les deux genoux. De temps en temps il se manifestait des accidents aigus qui semblaient ajouter toujours quelque chose au fond principal de la maladie. Le séjour prolongé au lit, dans la flexion obligée des jambes, à angle droit sous les cuisses, a fini par déterminer deux fausses ankyloses angulaires à angle droit. La malade n'avait plus d'état possible que de rester couchée ou assise : les articulations des deux genoux étant frappées d'immobilité presque absolue et toujours douloureuses.

On conçoit que pendant un intervalle de sept ans, écoulé depuis l'apparition de ces fausses ankyloses, beaucoup de traitements avaient été essayés, beaucoup d'eau minérales employées et visitées, et cela toujours sans résultat. Il en avait été de même de l'hydrothérapie qui n'avait fait que diminuer les douleurs sans modifier la flexion des jambes sur les cuisses. En dernier lieu la malade s'était, en désespoir de cause, placée chez un guérisseur d'articulations qui, pendant un an, lui avait cruellement et inutilement frictionné ses pauvres genoux à grand renfort d'appareils d'extension tout aussi infructueux.

C'est après tous ses essais que la pauvre estropiée écrivit à M. le Dr Raciborski, pour le consulter sur le meilleur parti à prendre. Notre savant confrère, qui avait vu plusieurs malades guérir dans l'établissement orthopédique de mon père, par le *redressement immédiat*, l'engagea fortement à se soumettre à ce traitement. Le conseil de M. Raciborski fut suivi, et la malade entra chez mon père, le 4 janvier 1862.

Voici dans quel état nous la trouvâmes : les jambes, comme nous l'avons déjà dit, étaient fléchies à angle droit sous les cuisses ; les articulations fémoro-tibiales ne laissaient percevoir que de très-légers mouvements dans le sens de la flexion seulement; les moindres tentatives que l'on faisait pour s'assurer que l'ankylose n'était pas complète déterminaient de la douleur. Les genoux, surtout le droit, étaient de plus déformés par l'hypertrophie du tissu cellulaire sous-cutané. La malade était littéralement réduite à se traîner dessus.

Deux ou trois jours après son entrée, avec l'aide de M. le Dr Raciborski et de deux médecins polonais, nous la soumîmes à l'anesthésie par le chloroforme. Quand elle fut bien endormie, mon père procéda à la mobilisation des genoux, d'abord en portant les jambes dans la flexion, puis et graduellement dans l'extension. Des craquements très-forts se firent entendre; ces craquements provenaient bien évidemment de la rupture des adhérences dont les articulations étaient encombrées.

Dans cette première séance, nous obtîmes aux deux tiers l'extension des jambes sur les cuisses, c'est-à-dire que l'angle de leur flexion était réduit à 30 degrés. J'appliquai immédiatement un appareil ouaté, cartonné et amidonné. Cette séance dura bien une demi-heure. A son réveil la malade accusait de fortes douleurs dans les genoux; elles furent bientôt calmées par une potion opiacée.

Un mois après, les appareils amidonnées furent enlevés et l'on procéda à une nouvelle séance d'extension avec l'aide de MM. Raciborski et Verneuil. Cette fois nous eûmes l'extension complète, très-promptement obtenue pour le côté gauche, et plus difficilement pour le côté droit. Un appareil ouaté, cartonné et amidonné fut encore appliqué. Les douleurs qui suivirent cette seconde et dernière séance furent bien moins vives que la première fois. La malade se considéra dès lors comme guérie, et il serait difficile de dépeindre le bonheur qu'elle en éprouvait.

Quelques jours plus tard, les appareils étant bien secs, elle put commencer à marcher avec des béquilles. Trois semaines après on enleva les appareils, et on les remplaça par des brodequins, à doubles montants, se prolongeant jusqu'au haut des cuisses.

Mme Barb... quitta l'établissement de mon père à la fin d'avril, marchant à l'aide d'une simple canne et très-contente du résultat obtenu.

Depuis son départ, nous avons eu plusieurs fois de ses nouvelles ; elles étaient toujours excellentes.

CHAPITRE IV.

DIVISION.

Comme nous le disions tout à l'heure, l'immobilité est la cause déterminante de la fausse ankylose. De la position qu'on donnera au genou du malade, ou que le malade adoptera lui-même, dépendront les différentes formes de cette soudure articulaire. Si, en effet, à la suite d'une fracture de la rotule, par exemple, le chirurgien, pour obvier aux inconvénients d'un cal fibreux, applique un appareil sur la jambe étendue, il pourra se faire une ankylose incomplète par rétraction, empâtement des ligaments, sécheresse de la synoviale, etc. ; dans ce cas, on aura une fausse ankylose *avec extension*. Il pourra se faire de même une fausse ankylose *avec flexion*, si l'appareil est appliqué dans la position fléchie.

Nous avons trois formes de fausses ankyloses du genou.

1° La fausse ankylose, à laquelle nous ne donnerons pas de nom, dans laquelle il y a demi-flexion, la jambe formant sur la cuisse un angle de 10 à 15 degrés. Cette forme est la moins grave, et le chirurgien doit faire tous ses efforts pour au moins y ramener les autres. Les malades qui sont dans ce cas peuvent, en effet, marcher sans faucher, sans béquilles, sans boiter même ; les mouvements du pied suppléant à ceux du genou.

2° Les fausses ankyloses en avant ou en arrière.

A. *Fausses ankyloses en avant.* —Elles peuvent être avec *extension simple*, on en voit quelques cas, mais dans tous, comme nous le dirons plus loin, le malade marche en fauchant. C'est pour obvier à cet inconvénient, qui n'est pas une maladie, que les praticiens changent cette forme et l'espèce précédente. *Avec extension forcée*, très-rare, et on en connaît à peine quelques cas dans la science. La jambe est dans l'extension forcée sur la cuisse, elle fait un angle ouvert en avant ; nous pouvons l'appeler fausse ankylose angulaire en avant avec extension.

Nous sommes assez heureux pour en donner une observation.

OBSERVATION III.

Jules C...., de Monevret (Aisne), âgé de 17 ans, a joui d'une bonne santé jusqu'à l'âge de 15 ans, époque où, le 15 août 1843, il fit une chute sur le genou droit, chute qui détermina un gonflement énorme de l'articulation. Il fut dix-huit mois sans pouvoir marcher. On le traita pendant ce temps par les sangsues, les vésicatoires répétés, etc. Dix mois plus tard, une consultation de médecins décida qu'il fallait amputer la cuisse, avis auquel les parents du jeune malade s'opposèrent formellement. On se borna donc à cautériser le genou, et, depuis, l'état du malade s'améliora au point que huit mois après il put recommencer à marcher en se servant de deux béquilles. Cinq ou six mois plus tard il marchait sans béquilles, la jambe dans l'extension forcée; le jarret étant plein, une ligne tirée de la partie antérieure de la cuisse à la partie antérieure de la jambe, au niveau de la rotule, se trouvait distante de cet os de 5 centimètres.

Le 4 juillet 1845, C..... est entré dans l'établissement orthopédique de mon père. Son infirmité parut être, au premier abord, une ankylose avec extension forcée; mais un examen plus attentif fit voir qu'il existait encore de légers mouvements dans l'articulation.

Deux mois après, jour pour jour, le malade est sorti de la maison complétement guéri. Les seuls appareils employés pour le traiter ont été la machine à extension, qui, dans ce cas, s'est trouvée agir en sens inverse.

B. *Fausses ankyloses en arrière.* — Les plus fréquentes de toutes, elles dominent l'histoire des fausses ankyloses du genou ; c'est à celles-ci que, jusqu'à présent, à l'exemple de mon père, on a réservé le nom de fausses ankyloses angulaires avec flexion de la jambe sur la cuisse. On les rencontre 95 fois sur 100.

On conçoit facilement que cette difformité soit la plus commune, car, ainsi que nous l'avons dit, la position fléchie est celle dans laquelle tous les muscles de la partie postérieure et des parties latérales

de la cuisse et même les muscles jumeaux se trouvent dans le relâchement ; c'est aussi, par conséquent,
celle dans laquelle les mouvements sont moins fréquents et par suite les douleurs moins considérables ;
c'est enfin la position de prédilection de tous les
malades affectés de tumeurs blanches.

CHAPITRE V.

SYMPTÔMES.

La fausse ankylose du genou peut être considérée
elle-même comme un symptôme des maladies que
nous avons placées dans les causes déterminantes.
Les symptômes qui lui sont spéciaux sont tous des
signes extérieurs, et ce que l'on a à constater surtout, c'est la difformité.

Les symptômes varieront, c'est indispensable, suivant la forme de la fausse ankylose à laquelle on aura
affaire.

1° Dans la fausse ankylose avec extension directe,
nous trouvons roideur de l'articulation, extension
permanente de la jambe sur la cuisse et allongement
apparent du membre, puisque le malade marche,
comme on dit, *en fauchant;* ce qui provient non
pas de ce que le membre est allongé, mais de ce que
l'articulation, ne se prêtant plus ou presque plus aux
mouvements, la flexion légère du genou, qui se fait

ordinairement pendant la marche, est complétement empêchée.

2° Dans la forme angulaire par extension forcée, nous avons vu à l'observation 2 que la jambe faisait avec la cuisse un angle ouvert en avant, que le creux du jarret disparaissait, enfin qu'une ligne, tirée de la partie antérieure de la cuisse à la partie antérieure de la jambe, se trouvait au niveau de la rotule, distante de 5 centimètres de cet os.

3° Dans la fausse ankylose angulaire avec flexion, la jambe est plus ou moins fléchie sur la cuisse, le talon plus ou moins rapproché des ischions. Aux articles *Anatomie* et *Physiologie*, nous avons essayé de faire comprendre comment les ligaments croisés et les ligaments latéraux, par leurs attaches, comment les muscles, par leur direction et leur action, concouraient à produire cette position vicieuse qui, nous le disions il n'y a qu'un instant, est celle que préfèrent les malades affectés de lésions du genou.

Mais cette flexion n'est pas toujours aussi simple, et, si nous considérons le malade dans le décubitus dorsal, nous voyons que, le plus souvent, ce n'est pas la flexion directe et normale que l'on rencontre chez lui. La flexion est accompagnée presque toujours d'une rotation qui se passe dans l'articulation coxo-fémorale et qui ramène le genou vers la jambe du côté opposé ; ou bien, et c'est le cas le plus fréquent, porte le membre inférieur dans l'abduction ; de là les deux différentes positions que prennent les malades. Cette rotation est produite par le poids du membre, par celui des couvertures et par l'action des muscles abducteurs ou adducteurs de la cuisse. En outre, que le genou soit porté dans l'adduction ou dans l'abduction, il se passe un autre mouvement de rotation de la jambe sur la cuisse, du tibia sur le fémur, mouvement déterminé par l'action des muscles qui s'attachent à la patte d'oie et qui portent la pointe du pied en dedans.

On a vu dans ces cas la surface articulaire du tibia glisser en arrière et en dehors sous les condyles du fémur ; on comprend alors qu'il puisse y avoir raccourcissement du membre. Mon père a vu un malade chez lequel le condyle interne du fémur avait glissé dans la cupule externe du tibia. On peut juger d'après ce fait combien parfois peuvent être grands les déplacements des deux os ; on peut dire qu'il y a presque toujours un commencement de luxation en haut et en arrière ; car les condyles du fémur étant atrophiés, en général, se prêtent on ne peut mieux à cette complication.

Lorsque la flexion est très-ancienne, les condyles du fémur sont atrophiés dans leur partie postérieure, et les surfaces concaves du tibia ne recouvrent plus leur partie antérieure quand on vient à opérer le redressement du membre. Alors la jambe est portée plus en arrière que dans l'état normal ; la rotule paraît être plus saillante et le creux poplité moins évasé. Portée à l'extrême, on comprend comment cette disposition peut être une cause de luxation en arrière.

Nous n'avons pas cru devoir insister ici sur les symptômes des maladies qui ont amené la fausse ankylose; on comprendra que ce sont ceux des tumeurs blanches à tous les degrés, des arthrites, etc. etc.

CHAPITRE VI.

DIAGNOSTIC.

Le point important, car c'est lui qui déterminera le traitement, est celui du diagnostic; il s'agit en effet: 1° de savoir si l'on a devant soi une ankylose vraie, complète, incurable, ou bien si l'on a une ankylose incomplète, fausse et parfaitement guérissable. Dans le premier cas, ce serait en vain que le chirurgien tenterait d'obvier à la difformité : tous ses efforts seraient des insuccès qui tourneraient à son désavantage; dans le second, il serait aussi coupable si, ayant une fause ankylose, il la déclarait incurable, et que, par la suite, il lui fût démontré le contraire. Il s'agit 2° de diagnostiquer la cause déterminante, qui, dans certains cas, pourra être d'un grand secours pour le chirurgien. Pour cela, il faut simplement remonter aux antécédents.

Il n'est pas aussi facile qu'on pourrait le croire, au premier abord, de résoudre la question du diagnostic pour ce qui regarde la distinction entre la vraie et la fausse ankylose. La conservation des mouvements est la pierre de touche à laquelle on doit s'adresser, et toute la question aboutit à savoir par conséquent s'il y a encore quelques mouvements ou s'il n'y en a plus.

Rien ne paraît plus aisé et ne le serait, en effet, si l'articulation était saine ; mais rappelons-nous qu'elle est entourée de tissu cellulaire gonflé de liquides, de ligaments tordus, résistants, d'adhérences entre les surfaces articulaires, de tendons roidis, et qu'il est souvent d'une difficulté extrême de percevoir, à travers tous ces empâtements, les mouvements parfois très-limités que les os peuvent exécuter les uns sur les autres.

Le moyen le plus simple pour s'assurer qu'il y a encore des mouvements dans le genou est de chercher à les produire par des extensions et des flexions successives. Tout irait bien si les malades étaient dociles ; mais la plupart, ayant longtemps souffert de cette partie, sont très-craintifs, redoutent pour elle le moindre choc, la moindre douleur ; et dès que le chirurgien veut opérer, ces deux mouvements rétractent, même involontairement, leurs muscles, et rendent l'examen impossible. Mais cet examen impossible autrefois, avant la découverte du chloroforme, ne l'est plus maintenant puisque, grâce à cet agent, le malade étant soustrait à la douleur, et les contractions musculaires anéanties, le chirurgien peut se livrer, autant qu'il le croit convenable, à l'examen du genou malade et s'assurer à son aise s'il y existe ou non des mouvements. Pourtant quelquefois certains malades encore redoutent l'application du chloroforme, et chez eux on est obligé d'en venir aux moyens indiqués par mon père dans son *Traité de la fausse ankylose du genou.* «Pour être bien certain de ce qui existe, il faut avoir l'attention de faire coucher les malades sur un canapé ou un divan, et alors mesurer la distance qui existe entre l'ischion et le talon dans l'état de repos. Quand on a pris cette mesure, il faut faire saisir le bas de la jambe par un aide, après avoir bien assujetti le bassin, la faire porter dans l'extension, et alors mesurer la distance entre l'ischion et le talon. Si cette distance est la même, l'ankylose est complète; si l'angle est plus ouvert, si la ligne est plus longue, l'ankylose est incomplète ou fausse, il y a encore des mouvements entre les surfaces articulaires; alors on peut traiter le malade, étendre la jambe et le faire marcher sans le secours d'un tuteur artificiel.» (V. Duval, p. 363.)

CHAPITRE VII.

PRONOSTIC.

Alors que l'on ne connaissait aucun moyen de traitement de l'ankylose incomplète ou fausse, le pronostic était grave; mais on conçoit combien il a dû changer depuis que la fausse ankylose est devenue une maladie que l'on traite avec facilité, et qui guérit le plus souvent dans un laps de temps très-limité.

Autrefois on était obligé d'assister aux progrès de la maladie; et, comme nous l'avons dit plus haut, réduit à désirer quelquefois la substitution de l'ankylose vraie à l'ankylose incomplète, ce qui n'empêchait pas toujours les malades, tourmentés par une difformité aussi grande, de se faire amputer pour se débarrasser d'un membre devenu pour eux un obstacle gênant.

Tout le pronostic se réduit maintenant pour le chirurgien à dire au malade ce qu'il peut faire et à quel point il pourra ramener l'usage du membre, mais il faut savoir toujours se garder de promettre aux sujets plus qu'on ne leur tiendra. Si on ne peut leur donner que l'extension de la jambe sur la cuisse, il ne faut pas leur promettre le mouvement complet de l'articulation, « car, sans cette précaution (dit mon « père, page 367) on s'exposerait à de graves repro- « ches : presque tous les malades, en venant à nous « pour se faire redresser un membre, espérant qu'aus- « sitôt que leur membre sera redressé, il aura acquis « la faculté d'exercer tous ses mouvements, qu'il « pourra se fléchir, s'étendre comme s'il n'avait jamais « été difforme ; mais malheureusement il n'en est pas « toujours ainsi ; le plus souvent, quand on a obtenu « l'extension de la jambe sur la cuisse, le membre « reste dans cet état, c'est-à-dire que les malades ne « peuvent plus fléchir la jambe ; ils sont obligés de « marcher à jambe roide. »

Les fausses ankyloses en avant peuvent parfaitement être traitées et guéries ainsi que le prouve l'observation Collard (n° 2), en laissant tout au plus quelque roideur articulaire.

La fausse ankylose angulaire avec flexion peut toujours aussi être traitée et, dans tous les cas, maintenant, grâce aux sections tendineuses, il est possible de promettre tout au moins l'extension de la jambe sur la cuisse.

Il sera moins facile de dire quels seront les cas dans lesquels les mouvements du genou seront rendus à leur intégrité complète.

Il est sage au chirurgien de se contenter de ramener les formes angulaires à l'angle de 10 à 15 degrés, et, lorsque ceci est atteint, le mieux, le plus souvent pour le malade, est de s'en tenir au résultat obtenu, la difformité étant alors presque insensible.

Cependant il est des fausses ankyloses impossibles à guérir, nous citerons comme exemple le cas suivant :

OBSERVATION IV.

Le 22 mai 1861, M. le Dr Raciborski nous adressa un jeune polonais, M. B..... (Jean), âgé de 19 ans, d'une constitution scrofuleuse. Il était atteint : 1° de deux fausses ankyloses angulaires des genoux, à angle droit, depuis l'âge de 11 ans; 2° d'ankyloses des coudes et des poignets, datant de l'âge de 13 à 14 ans; 3° d'ankylose de la partie supérieure de la colonne vertébrale ; 4° enfin d'ankylose des vertèbres cervicales et des six premières dorsales. Toutes ces vertèbres étaient déviées à gauche et, par le fait de cette déviation, la tête était fortement inclinée sur l'épaule droite.

Les coudes, les poignets, les genoux et les articulations tibio-tarsiennes et même tarsiennes étaient très-grosses; le tissu cellulaire sous-cutané de ces diverses articulations était œdématié, hypertropié, comme dans les subinflammations ou tumeurs blanches des articulations, de manière que l'infortuné paraissait avoir six tumeurs blanches. Quand on regardait ce corps, dépouillé de tout vêtement, il était hideux à voir.

Les nombreuses difformités qui s'étaient successivement développées dans l'espace de deux ans et demi avaient eu pour principe une affection rhumatismale aiguë qui avait d'abord envahi les deux genoux, puis les pieds, puis les coudes, les poignets, et, deux ans plus tard, la colonne vertébrale. A 14 ans, toutes ces articulations souffraient à l'état chronique; cependant à l'automne et au printemps il arrivait souvent au malade d'éprouver d'assez vives douleurs dans quelques-unes, ce qui provenait, bien évidemment, du passage du rhumatisme de l'état chronique à l'état subaigu. Des cataplasmes émollients et quelques préparations de colchique enlevaient vite cette complication.

On conçoit qu'avec de telles difformités le malade devait être complétement impotent; en effet il passait son temps au lit ou assis dans un fauteuil; on était obligé de le lever, de le placer dans le fauteuil. Quelquefois, dans les beaux jours, on lui faisait faire une promenade dans une voiture à bras.

Il était d'une pâleur chlorotique, il avait la respiration très-courte, et l'on entendait des bruits de souffle dans la région du cœur et dans les carotides.

M. le Dr Raciborski et mon père furent d'avis de lui faire suivre un traitement médical avant de tenter l'extension des deux jambes sur les cuisses; ce traitement consistait en douches froides sur tout le corps et tous les jours, en badigeonnages, tous les deux jours, sur les genoux et les pieds avec de la teinture d'iode. A l'intérieur, on lui faisait prendre matin et soir une cuillerée à bouche du mélange suivant :

Pr. Huile de foie de morue,
    Sirop de salsepareille,   } āā 150 grammes.
    Iodure de potassium,   8   —
    Citrate de fer,   4   —
    Teinture de digitale,   4   —
    Mêlez.

5

Ce traitement fut suivi jusqu'à la fin d'août, époque à laquelle, avec l'aide de M. le professeur Nélaton et de M. Raciborski, nous mîmes le sujet dans un état complet d'anesthésie avant d'essayer de procéder au redressement immédiat des genoux. Alors un phénomène insolite se fit voir dès les premières tentatives faites pour mobiliser les articulations ; à chaque effort pour fléchir ou étendre les jambes, *les fémurs ployaient comme des cannes de jonc.* Ce peu de consistance des fémurs fit suspendre l'opération, dans la crainte de fracturer ces os. M. Nélaton fut d'avis qu'il fallait s'en tenir aux appareils à extension graduée, ce qui fut fait. Mais notre jeune malade, peu docile et peu courageux, les supporta très-mal.

Dans le mois d'octobre il quitta notre établissement, à peu près dans le même état qu'à son entrée. Cependant la santé générale s'était améliorée sous l'influence du traitement médical qu'il avait suivi pendant quatre mois.

CHAPITRE VIII.

TRAITEMENT.

Étant donnée une fausse ankylose du genou, quels sont les résultats à pouvoir obtenir, quels sont les procédés à employer pour arriver à ces résultats? Tel est le sommaire de cette importante partie de notre travail.

Le résultat le plus désirable, c'est le retour de la force normale et de l'action physiologique de l'articulation avec tous ses mouvements. Mais trop souvent, malheureusement, le genou reste plus ou moins déformé ; tous les mouvements ne sont pas récupérés et les malades sont très-heureux de s'en tirer avec une légère flexion du membre, qui leur permet, comme nous l'avons dit, de marcher sans faucher et sans le secours d'un support artificiel, la flexion de l'articulation tarsienne venant dans la marche suppléer à celle de l'articulation tibio-fémorale.

Voyons maintenant les moyens mis en usage pour arriver au résultat le plus complet.

La première idée qui a dû venir à ceux qui se sont trouvés en face d'une fausse ankylose a été de la faire disparaître à l'aide des mains; aussi ne nous étonnons-nous point de voir que ce soient les premiers procédés décrits pour lutter contre cette maladie.

Mais on a dû trouver bien vite que cette actio était insuffisante. Les efforts manuels des opérateur sont restés souvent impuissants contre la rétraction des muscles et des ligaments : il a fallu invoquer le secours des leviers et des machines. Ces instruments occupent donc dans l'ordre chronologique le deuxième rang comme procédé opposé à l'affection qui nous occupe.

Enfin les chirurgiens, voyant que la plupart des résistances provenaient de ces tendons serrés comme des cordes autour de l'articulation, pensèrent que, si la jambe se redressait, ce n'était que par la rupture de ces liens. L'idée leur vint alors, pour faciliter le redressement, de sectionner les tendons, et la ténotomie prit rang parmi les opérations appliquées à la fausse ankylose.

Revenons sur chacun de ces procédés.

Action des mains. — Employées par les anciens, comme nous l'avons dit, les mains furent les seuls instruments qui servirent d'abord à opérer l'extension de la jambe. Nous ne savons comment les chirurgiens opéraient alors; il est plus que probable que leurs procédés se rapprochaient beaucoup de ceux que l'on emploie aujourd'hui; car, si l'action des mains n'est plus employée d'une manière exclusive, on s'en sert au moins comme moyen auxiliaire, à l'exemple de M. Bonnet, de Lyon.

Voici comment procède mon père. Le malade est dans le décubitus dorsal, sur un plan résistant, tel qu'un lit orthopédique ou plus simplement une table garnie de plusieurs couvertures en double. Le bassin est confié à un aide qui le tient immobile, ou mieux il est enserré dans l'étau inventé par M. Bonnet; un deuxième aide tient la cuisse malade; un autre est chargé de maintenir le membre sain. Les choses ainsi disposées, le malade étant chloroformé, d'une main l'opérateur saisit le bas de la jambe, tandis que l'autre, placée dans le creux du jarret, le soutient et empêche en même temps la luxation en arrière; alors sont imprimés des mouvements de flexion et d'extension que l'on gradue insensiblement. Dans certains cas on confie à un aide la partie inférieure de la jambe, et pendant que cet aide fait les mouvements ci-dessus indiqués, d'une main courbée en crochet l'opérateur attire la partie supérieure du tibia, et de l'autre repousse énergiquement avec la paume la partie inférieure du fémur.

Action des machines. — Il faut remonter assez loin pour trouver les premières notions des machines appliquées à la fausse ankylose du genou. La première que nous ayons vu signaler est celle de Fabrice de Hilden. Son appareil se graduait à l'aide d'un pas de vis et amenait ainsi une extension insensible et non douloureuse. En 1721, nous voyons Manget donner la description d'une machine à redresser le genou, très-ingénieuse et très-puissante : elle se compose d'une planche sur laquelle le membre est progressivement appliqué au moyen d'une vis de rappel qui traverse perpendiculairement la planche en tirant un anneau rembourré dans lequel le genou se trouve retenu. Cet appareil a le tort de permettre au membre de se renverser en dehors ; de plus, il ne lutte pas contre la tendance du genou à former un angle rentrant en dedans.

Charles Bell appliquait une attelle externe et l'a remplacée plus tard par une attelle brisée ; toutes deux attiraient le membre à elles par des lacs que l'on serrait progressivement. Verdier, en 1814, conserve l'attelle de Charles Bell, seulement il l'allonge considérablement en la faisant attacher d'un côté au bassin et de l'autre au pied. Mellet perfectionne d'une autre façon l'attelle de Charles Bell en y ajoutant deux tiges d'acier, une en arrière et l'autre en avant, qu'il réunit par deux cercles du même métal.

De perfectionnement en perfectionnement, nous voyons passer les machines de MM. Bouchet de Lyon, Delpech, Louvrier et Bonnet.

Toutes celles dont nous venons de parler agissent par un mouvement d'extension continu et par une action plus ou moins directe de pression sur le genou. Il en est qui agissent d'une toute autre façon : ce sont les appareils appelés à extension oscillatoire. M. Jalade Lafond, dans son livre (tome II, page 268), nous dit : « C'est dans ces contractions permanentes des muscles et dans ces ankyloses incomplètes que l'extension oscillatoire est d'un merveilleux effet, en graduant successivement sa force et sa vitesse et en lui donnant pour auxiliaires les bains, les douches d'eau à vapeur, les douches d'eau thermale sulfureuse, etc. Nous avons vu peu de ces affections, prises à leur première période, résister à l'emploi de ce traitement sagement dirigé. »

Des machines dont nous avons parlé tout à l'heure, nous ne décrirons que la machine de Louvrier et celles de M. Duval.

La machine de Louvrier présente cette grande différence avec les autres, qu'au lieu d'être destinée à agir lentement, progressivement, en un nombre indéterminé de séances, elle agit au contraire tout d'un coup, l'opération est terminée immédiatement; aussi, l'emploi de cette machine a valu au procédé de l'auteur le nom de Méthode Louvrier. Cette méthode, d'abord acceptée avec enthousiasme, a été plus tard rejetée à cause des accidents consécutifs dont on l'a vu devenir le point de départ. Et si nous rapportons en détail les différents temps de l'opération, c'est que, grâce à l'application du chloroforme, les accidents sont moins fréquents et qu'on l'emploie d'ailleurs en la modifiant, comme nous le dirons plus tard.

« Cette machine, dit M. Bonnet (page 167), agit en même temps sur la partie inférieure du membre et sur le genou ; le pied est solidement attaché à une espèce de semelle en fer à laquelle sont fixées des poulies de réflexion ; sur ces poulies passent des cordes qu'un moulinet doit mettre en jeu et qui vont s'enrouler ensuite sur un treuil fixé à la partie inférieure de l'appareil. Ces cordes sont destinées à entraîner la jambe horizontalement. Un carré long saisit le milieu du genou, d'autres cordes le maintiennent et l'attirent verticalement ; alors, le moulinet dont nous venons de parler fonctionne sous la main de l'opérateur. Toutes ces cordes sont mises en mouvement ; la jambe s'étend, le genou s'abaisse et le membre est ramené à sa rectitude normale.

« Cette machine, comme on le voit, a tous les avantages de celle de Delpech, sans en avoir les inconvénients ; elle présente, en effet, un levier aussi long que possible ; une traction directe est exercée sur le pied et une compression sur le genou, de sorte que les deux parties jambières et fémorales du membre inférieur sont nécessairement ramenées dans la même direction. » (Le passage de Bonnet que nous venons de citer peut être en même temps regardé comme le résumé du travail de M. Bérard, *Revue des spécialités.*)

L'appareil Louvrier, appliqué comme on le verra, machine 3, avec certaines modifications, ne laisse plus rien à désirer, car au lieu de servir à des extensions brusques, il sert à l'extension lente et progressive.

Machines de M. Duval.

«Elles peuvent être ramenées à trois. Les deux premières sont décrites et représentées dans le *Traité de la fausse ankylose du genou*, auquel nous empruntons la description suivante :

«La machine que j'emploie, dit mon père, page 447, ne présente point de danger : ce n'est pas au genou, partie malade entre toutes, qu'elle emprunte un pareil secours ; elle établit non son point, mais des points d'appui très-étendus sur la cuisse, sur la jambe, principalement sur leurs parties postérieures et charnues ; le lecteur en pourra juger par la figure que voici :

Fig. 1.

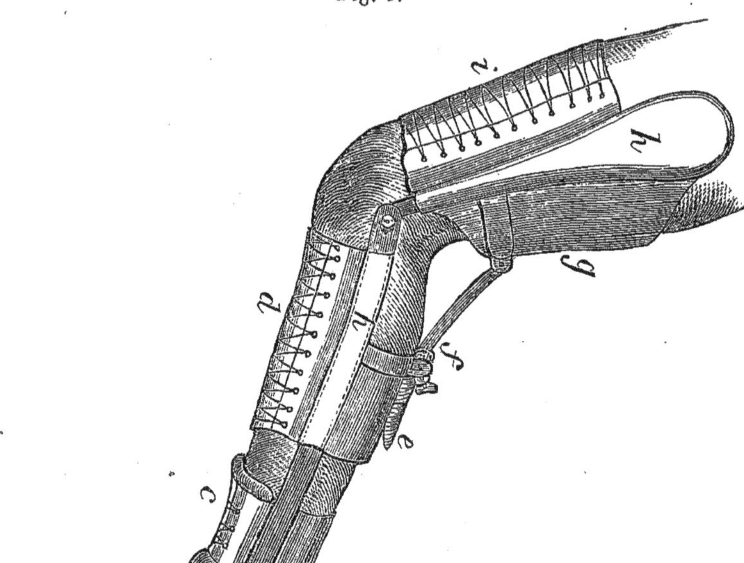

« Cet appareil est surtout composé de façon à tenir le pied, la jambe et la cuisse très-solidement
fixés.

« Le pied appuie toute sa face inférieure sur une
pédale ou planchette *a*, en bois, à laquelle est
adapté un étrier *b*, qui se prolonge jusqu'au niveau
des malléoles. Une courroie passant sur sa face dorsale, et qui vient s'attacher à des boutons latéraux, l'empêche de dévier, soit en dedans, soit en
dehors. Puis une guêtre, également terminée par

deux courroies qui boutonnent à peu près au même
lieu que la première, embrasse fortement la partie
inférieure de la jambe, et, saisissant le pied au-dessus du talon, rend tout dérangement impossible.
Voilà pour le pied.

« La jambe est placée entre les deux montants inférieurs *h*. Ces montants sont tenus au degré d'écartement nécessaire par un demi-collier armé d'une
mortaise, dans laquelle chemine la vis *f*, qui seule
donne le mouvement à tout l'appareil. Deux pitons,
l'un en dedans, l'autre en dehors, fixent leur extrémité inférieure à la partie supérieure de l'étrier *b*,
en leur permettant un libre jeu, que des vis peuvent
au besoin changer en une immobilité complète.

« Vers le point où la jambe s'articule avec la
cuisse, les montants que nous venons de voir s'attachent à deux autres montants supérieurs, au moyen
de pitons assez lâches pour leur permettre toujours
d'obéir à l'impulsion de la vis *f*, soit dans le sens de
la flexion, soit dans le sens de l'extension. Ces deux
montants fémoraux sont, comme ceux de la jambe,
unis par un demi-collier. Tous quatre sont garnis de
larges colliers bien matelassés, qui viennent se lacer
en forme de guêtre, *g*, *d* et *i*, sur la face antérieure
de la jambe et de la cuisse, de manière à maintenir
les deux autres parties du membre aussi fermement
et aussi assurément que le pied.

« La vis *f*, fixée par sa partie supérieure au demi-
collier qui lie les deux montants fémoraux, passe,
par sa partie inférieure, dans la mortaise placée au

centre extérieur de celui par lequel s'unissent les montants, tuteurs de la jambe. Elle est mise en action par un écrou que l'on fait marcher sur ses pas, *e*.

« Cette description est sans doute très-imparfaite ; mais je pense que l'examen un peu attentif de la figure y suppléera. Ce qui frappera tout d'abord, c'est la largeur des surfaces sur lesquelles l'appareil prend et répand sa puissance, ainsi que la liberté parfaite dans laquelle il laisse le genou.

« Notre seconde machine jouit de tous les avantages de la première ; c'est celle que nous employons pour nos malades des hôpitaux. Elle a été, comme on pourra le voir, depuis modifiée.

« Voici la description :

« Cette machine prend ces points d'appui sur les parties antérieures et surtout sur les parties postérieures de la jambe et de la cuisse.

Fig. 2.

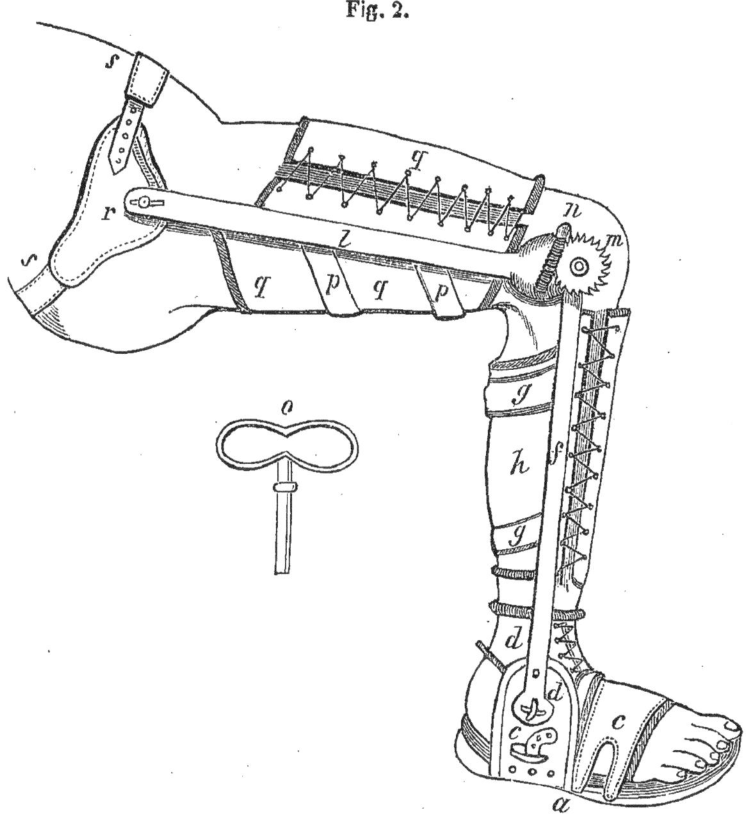

« Le pied appuie toute sa face inférieure sur une
pédale ou planchette *a*, à laquelle sont adaptées deux
platines *b*, qui tiennent lieu d'étrier, dont l'externe
est plus haute et plus large que l'interne. Ces platines
servent à fixer à articulation mobile les deux montants inférieurs. Une large bande de cuir matelassé
c passant sur la face dorsale du pied et se terminant
par deux chefs qui vont se boutonner sur la partie
externe de la pédale *a*, sert à maintenir l'avant-pied.

« Une guêtre lacée *d*, prolongée en contre-bas sous forme de courroies qui vont passer dans des mortaises *e*, pratiquées vers le bas aux côtés internes et externes des platines. Cette guêtre embrasse la partie inférieure de la jambe et fixe l'arrière-pied sur la pédale *a*.

« La jambe est placée entre deux montants latéraux *f*, tenus écartés et solidifiés sur deux demi-colliers *g*, avec lesquels ils sont rivés. Ces montants et demi-colliers sont recouverts par un large morceau de cuir matelassé *h*, qui embrasse tout le mollet.

« L'extrémité inférieure des montants *f*, comme nous l'avons déjà dit, est fixée à l'articulation mobile sur les platines *b*, qui remplacent l'étrier ; mais, vers le point où la jambe s'articule avec la cuisse, les mêmes montants se lient à l'articulation avec deux autres fémoraux *l*, pour leur permettre de céder à l'impulsion de la roue dentée *m*, mue par la vis sans fin *n*, qui reçoit l'impression de la clef *o*, soit dans le sens de l'extension, soit dans celui de la flexion. Ces nouveaux montants *l* sont comme les premiers rivés sur deux demi-colliers *p*, qu'une grande guêtre ou cuissard lacé à la partie externe et antérieure de la cuisse sert à maintenir fortement cette partie du membre. L'extrémité supérieure du montant fémoral externe est articulée à coulisse sur une pièce métallique triangulaire *r*, maintenue par une ceinture *s*, qui fait le tour du corps. Le montant fémoral interne qu'on ne voit pas, à cause de la position de la machine, s'arrête en haut, à **2** centimètres du collier supérieur, etc.

« Il est facile de reconnaître que d'après cette disposition, suivant que l'on tournera la clef *o* dans un sens ou dans un autre, on opérera à volonté l'ouverture de l'angle en étendant les montants inférieurs ou jambiers *f* sur les montants supérieurs *l*.

« Pour éviter, dans l'emploi de l'appareil, toute pression gênante sur les chairs, on a soin de matelasser, avec de la peau de chamois et de la ouate, la bande de cuir *c*, la guêtre *d*, la jambière *h*, le cuissart *q* et la ceinture *s*.

« On voit, par la description de cette machine, qu'elle possède toute l'action de la première et qu'elle en diffère seulement par l'engrenage situé au côté externe de la jonction de la jambe et de la cuisse, engrenage très-facile à mettre en jeu au moyen de la clef et de la vis sans fin, et aussi par la ceinture qui maintient le montant externe à la partie externe de la cuisse, et empêche le rebord supérieur de la cuissière ou cuissart de se déprimer, de s'enfoncer dans les muscles de la partie postérieure de la cuisse, etc. etc. »

Ces machines ont été employées par M. le Dr Duval, dans sa pratique privée, dès l'année 1831, comme l'attestent les numéros de la *Revue des spécialités et innovations médicales* de 1839 ; elles ont été de plus appliquées par lui depuis 1831 dans le service orthopédique qu'il dirige dans les hôpitaux de Paris.

Si on les compare avec celles de M. Bonnet, de Lyon, on trouvera que celles-ci leur ressemblent beaucoup, à quelques modifications près ; c'est pourquoi nous avons jugé inutile de les décrire.

La troisième machine de M. Duval, beaucoup plus récente et à laquelle nous donnons la préférence, parce qu'elle agit avec beaucoup plus d'énergie, est la suivante, avec laquelle la machine de M. Van Hoeter, de Bruxelles, a une ressemblance frappante. Nous devons dire qu'on y trouve quelques souvenirs de celles de Delpech et de Louvrier.

En voici la figure et la description :

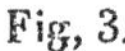

Fig, 3.

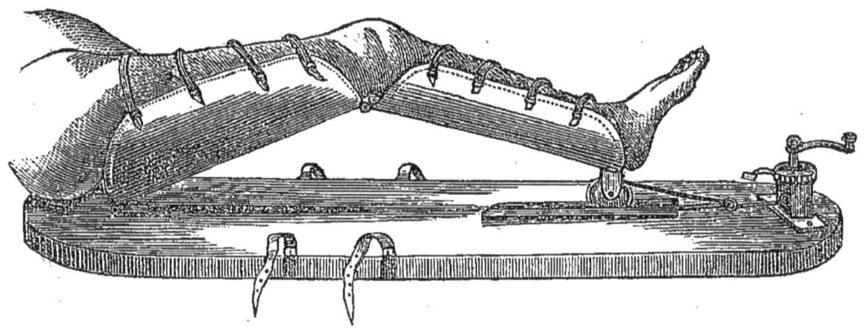

Nous l'appelons machine à *gouttières articulées*.

Cette machine, à extension lente et progressive, se compose de deux gouttières en tôle matelassée, articulées au niveau du genou, destinées à recevoir la cuisse et la jambe, solidement fixées dans leur intérieur par de fortes courroies. La gouttière crurale est attachée, au moyen d'une charnière, à une longue planche qui dépasse de 30 centimètres à peu près l'extrémité inférieure de la gouttière jambière ; une forte poulie est fixée à la partie inférieure de cette gouttière, et est destinée à cheminer dans une rainure en fer profonde, tirée par une corde attachée au support de la poulie, et au bas à un treuil que l'on met en mouvement avec une manivelle. En jetant un coup d'œil sur l'appareil, on comprend aussitôt l'effet qu'il peut produire.

Mon père a inventé cette machine en 1846, et voici en quelle occasion :

OBSERVATION V.

Un colonel espagnol, don Carlos de Léon, était atteint d'une fausse ankylose angulaire du genou gauche à angle droit, développée à la suite d'un coup de feu. La balle avait séjourné plus de six mois dans le genou ; elle était sortie enfin entraînée par la suppuration, et la plaie s'était bientôt cicatrisée ; mais le membre avait gardé la position vicieuse dans laquelle on l'avait forcément tenu pendant tout ce temps. Se voyant obligé de marcher avec deux béquilles et de quitter le service militaire, le colonel s'informa de tous côtés pour savoir s'il pouvait espérer de guérir de son infirmité. Les chirurgiens consultés lui dirent tous qu'il fallait se résigner à son sort, que son genou était ankylosé, et que par conséquent il n'y avait rien à faire. Mme la marquise de la Rocca, tante du colonel, lui conseilla cependant d'aller à Paris et de s'adresser à mon père, qui, dit-elle, lui redresserait sûrement la jambe, comme il avait redressé les pieds de son cousin, le fils du général Diégo Léon. Don Carlos suivit ce conseil ; mais mon père, après un examen minutieux, n'osa pas lui promettre qu'il le guérirait, ne pouvant alors déterminer aucun mouvement dans le genou ni dans la rotule. Il lui proposa d'essayer pendant un mois l'extension lente et progressive, afin de voir s'il y avait encore de la mobilité dans l'articulation. Le colonel y consentit, à son grand avantage ; car, trois mois plus tard, il sortait de la maison la jambe aux trois quarts étendue, et pouvant marcher sans béquilles ni canne, se trouvant très-heu-

reux de son nouvel état. Avec un mois ou deux de plus il eût
été complétement guéri ; mais la maladie de sa femme le rap-
pela trop tôt ; cependant il a pu reprendre du service, et, depuis plus de dix ans, il commande les carabiniers de Cuba ;
chaque fois qu'il vient en Europe, il vient voir mon père.

OBSERVATION VI.

Le 20 novembre 1860, est entré, dans l'établisssement orthopédique de mon père, le jeune M.....(Eugène), âgé de 12 ans,
des environs de Saint-Valery-sur-Somme.

Ce jeune homme avait eu, à l'âge de 5 ans, une arthrite qui
suppura longtemps. Quand il se présenta dans notre établissement, voici ce que nous apprîmes et ce que nous vîmes :

Le genou droit portait des traces de trajet fistuleux ayant
laissé des cicatrices. On avait mis le membre dans l'immobilité
pendant fort longtemps ; il y avait une flexion de la jambe sur
la cuisse qui atteignait, à cette époque, l'angle aigu ; l'atrophie
du membre était considérable, et la diminution de longueur des
os était de 3 centimètres. Un médecin de Saint-Valery avait
cru à une ankylose vraie. En effet la mobilité de l'articulation
était très-obscure et surtout très-douteuse pour la rotule. L'enfant marchait, tantôt sur des béquilles, tantôt en fléchissant le
membre sain au même degré que l'autre. Le malade avait perdu
de sa taille et était courbé pour ainsi dire sur lui-même. La
circulation était imparfaite dans le membre, où l'on trouvait
une coloration violette des téguments. Il survenait de temps
en temps des douleurs dans le genou. Les fléchisseurs étaient
très-tendus, surtout lorsque l'on essayait d'étendre la jambe.

Cet enfant, au premier aspect, paraissait très-petit ; mais son
buste était grand, et il avait une très-belle et très-bonne constitution.

Quand il entra dans notre établissement, ou commença par lui
administrer des douches froides ; on lui fit faire une machine à
extension continue (machine n° 2, à laquelle on avait ajouté
une genouillère), qui servait pendant que le malade était levé,

puis, dans la nuit et une partie de la journée, on le tenait dans la machine à valves (machine n° 3).

Le 2 février 1861, M. Verneuil, mon père, MM. les Drs Launay et Marchand, procédèrent, après avoir chloroformé l'enfant, au redressement immédiat, mais sans beaucoup de résultat., On lui fit, dans la même séance, la section du muscle biceps, et, après quelques instants, on arriva à amener la jambe sur la cuisse, à peu près à angle droit. La machine à extension fut appliquée jour et nuit jusqu'au 21 mars, époque où l'on fit une seconde séance pour tenter d'obtenir un résultat plus prompt, mais ce fut en vain, et il n'y eut, ce jour-là, que ce que les machines à extension avaient gagné.

Du 21 mars au 9 avril, le même traitement fut continué, la machine gagnant toujours, mais lentement; et, le 9 avril, une troisième séance avec le chloroforme eut lieu pour tenter de nouveau l'extension immédiate. Le résultat ne fut guère plus heureux que dans les deux séances précédentes.

On crut alors devoir s'en tenir à l'emploi de nos machines à extension continue, emploi dont le résultat fut magnifique et surprenant; car le jeune malade put sortir de l'établissement, se regardant comme complétement guéri, le 31 mai 1861.

Pour nous, il n'en était pas ainsi, puisque le genou restait encore fléchi dans un angle de 15 degrés ; mais le sujet marchait sans béquilles ni canne et, avec un petit talon à sa chaussure, il ne boîtait nullement.

Nous avons eu depuis l'occasion de revoir ce jeune et intéressant malade qui, de jour en jour, va de mieux en mieux. M. Verneuil, qui nous l'avait adressé, en a reçu des nouvelles aussi satisfaisantes.

Un phénomène nous a frappé énormément dans cet enfant, qui, frêle, triste, morose, et paraissant petit en arrivant dans notre établissement, a pris, au fur et à mesure de son redressement, un caractère gai et enjoué; dont le buste grand, comme nous l'avons dit au commencement de cette observation, par rapport avec le reste du corps, est venu peu après à concorder avec toute l'économie, dont toutes les parties s'étaient développées.

C'est incontestablement l'un des plus heureux résultats de l'emploi des machines ; car, avec les mains, aidées du chloroforme, et malgré la section du biceps, nous n'avions obtenu que peu de résultat.

De plus cet enfant est, parmi ceux que mon père a guéris, celui qui lui ait fait le plus d'honneur ; car il paraissait un des plus estropiés, marchant courbé en deux, la tête au niveau du bassin, ou bien sur deux béquilles.

OBSERVATION VII.

D..... (Alphonse-Charles), âgé de 23 ans, de Quend (Somme), d'une constitution lymphatique et sanguine. Ce sujet n'a eu que quelques maladies de l'enfance, éruptives et sans gravité.

Le 1er mai 1862, en descendant de voiture, il fit une chute sur le genou gauche, laquelle fut suivie immédiatement de beaucoup de tuméfaction, et nécessita le séjour au lit pendant trois mois, avec de grandes douleurs et l'impossibilité complète des mouvements. Pendant ce temps, plusieurs applications de sangsues, des cataplasmes, etc., furent employées avantageusement, puisque les douleurs cessèrent. Quand M. D..... put commencer à se lever, il s'aperçut que la jambe ne s'étendait plus sur la cuisse et restait ployée à peu près sous un angle de 50°. Ainsi était-elle encore au 15 janvier 1863, jour de l'entrée du sujet dans l'établissement de mon père. En outre de la flexion, il existait de l'empâtement dans le jarret et le pourtour de la rotule.

La première chose que l'on fit, dans le but d'enlever la tuméfaction et l'empâtement du genou, ce fut l'application de l'appareil ouaté, cartonné et amidonné, qu'on laissa pendant le temps de fabriquer la machine à extension (huit ou dix jours à peu près).

L'appareil enlevé, on appliqua la machine, et des douches

froides furent administrées sur le membre. Le traitement fut continué jusqu'au 5 avril. Ce jour-là, voyant que le malade ne gagnait plus rien par la machine, mon père se décida à tenter la réduction immédiate pendant le sommeil anesthésique, et avec l'aide de MM. les Drs Verneuil et Léon Marchand, il fut procédé à cette opération qui eut le plus grand succès.

Le 11 mai, le sujet est sorti de notre établissement complétement guéri, débarrassé de ses béquilles si indispensables jusque-là. Aujourd'hui, il est à la tête d'une forte exploitation agricole, monte à cheval et ne se sert pas même de canne. Le genou a repris tous ses mouvements.

OBSERVATION VIII.

B..... K....., âgé de 10 ans, Polonais, d'une constitution lymphatique et scrofuleuse, grand pour son âge.

A l'âge de 5 ans, quinze jours après une chute de cheval, il ressentit une vive douleur dans le genou, accompagnée bientôt de tuméfaction. Des sangsues et des cataplasmes furent employés : les douleurs diminuèrent mais ne cessèrent jamais complétement. Au bout de deux ans, il survint un abcès à la partie interne et supérieure de la jambe. On l'ouvrit avec de la potasse caustique, et la suppuration dura plusieurs semaines; puis le jeune malade alla prendre, pendant trois ans, les eaux minérales en Allemagne, mais ce fut sans résultat.

Voici l'état dans lequel il se trouvait le 13 octobre 1858, époque à laquelle il vint consulter mon père : La jambe fléchie sur la cuisse, à l'angle de 40° à peu près ; le quart inférieur de la cuisse et le genou plus gros de 4 centimètres que les mêmes parties du côté opposé. Un peu de subluxation de la jambe en dehors des condyles du fémur, avec une légère rotation de la jambe en dedans, contrairement à ce qui se passe dans les ankyloses angulaires du genou, où ordinairement la rotation de la jambe a lieu en dehors. La flexion de la jambe très-limitée ; l'extension impossible à cause des adhérences

fibreuses de l'articulation et de la rétraction des muscles biceps crural, demi-tendineux et demi-membraneux. Quand on
voulait fléchir ou étendre la jambe, le malade accusait une
grande douleur dans le genou.

Cet enfant fut présenté par M. le Dr Raciborski à M. le professeur Nélaton, qui fut d'avis de commencer le traitement
par le redressement immédiat de la fausse ankylose angulaire
du genou, en maintenant le redressement par le bandage
ouaté, cartonné et amidonné. Il nous fut adressé par ces messieurs, et entra dans notre établissement le 13 octobre 1858.

Quelques jours après, en présence de M. Raciborski, il fut
procédé, avec M. le professeur Nélaton, au redressement immédiat du membre. Cette première séance donna peu de résultat.

Le bandage fut conservé pendant plus d'un mois; deux mois
de douches froides succédèrent. Dans le courant de janvier,
seconde séance de redressement immédiat; celle-ci fit gagner
beaucoup plus, et avec l'aide de notre machine à extension,
le jeune sujet put quitter l'établissement marchant sans canne,
et la jambe redressée, pour aller au mois de juillet prendre
les bains de mer au Havre, et retourner ensuite dans son pays.

Pendant toute la durée du traitement, cet enfant, d'une con-
titution éminemment scrofuleuse, prenait matin et soir une
cuillerée à bouche du mélange suivant :

Huile de foie de morue,	} 150 gramm.
Sirop de salsepareille ou de quinquina,	
Iodure de potassium,	8 —
Essence d'amandes douces,	15 gouttes.

TÉNOTOMIE.

Dans son cours fait à la Faculté de médecine de Paris, M. le professeur Malgaigne (1862) s'exprimait ainsi : « Mais quel a été le part des sections tendineuses? Michaelis, Stromayer, Dieffenbach, avaient déjà fait la section des muscles du jarret, qui ne prit essor en France qu'en 1837; c'est M. Vincent Duval qui les appliqua le premier. Ce chirurgien coupa d'abord le biceps, puis le demi-tendineux, puis le demi-membraneux, c'est-à-dire le faisceau des fléchisseurs de la jambe. »

M. Duval a été amené à faire ces sections en voyant l'inefficacité des machines à extension pour vaincre la roideur des cordes tendineuses, soit de l'un, soit de l'autre de ces muscles, soit des trois en même temps. De nombreuses opérations vinrent bientôt lui prouver qu'il avait eu raison d'en agir ainsi. Dans une thèse soutenue, en 1838, à la Faculté de médecine de Paris, M. T. Duval, mon oncle, rapporte les premières observations faites par mon père par le procédé de la ténotomie. (*Thèse sur la fausse ankylose du genou.*) Nous nous faisons un devoir de citer les deux premières.

OBSERVATION IX (1).

Alexandre W...., des environs de Senlis, âgé de 6 ans, d'une bonne constitution, me fut adressé dans les premiers jours

---

(1) Cette observation a été publiée dans le livre de mon père, dans celui de Bonnet, dans les leçons de M. Malgaigne, etc. etc.

d'août 1837, par MM. Guersant père et Blache. Cet enfant, à l'âge de 2 ans et demi, avait eu une gastro-entérocéphalite, pendant le cours de laquelle il avaitéprouvé de violentes convulsions, suivies de la paralysie de tout le côté gauche. Cette paralysie ne dura que de deux à trois mois dans tout le membre supérieur; mais elle persista dans l'inférieur et fut accompagnée de contractions dans les muscles de la partie postérieure de ce dernier. Ces contractions musculaires déterminèrent en même temps deux difformités : une forte flexion de la jambe sur la cuisse, et un pied bot équin très-difforme.

Le père du jeune malade était venu à Paris avec l'intention de faire faire l'amputation de la jambe de son enfant, lorsqu'il rencontra chez un de ses parents les deux savants médecins qui me l'adressèrent. Toutes les personnes consultées précédemment avaient pensé qu'une jambe de bois était le seul moyen capable de permettre à l'enfant de marcher sans béquilles ; car un membre atteint à la fois de deux difformités aussi prononcées que celle du jeune W..... pouvait, à bon droit, être regardé comme incurable par les hommes, instruits d'ailleurs, mais qui ignoraient les avantages déjà retirés par moi de la section des tendons des muscles qui développent et entretiennent le pied bot. Voici, au reste, la description des difformités du jeune malade :

La jambe était fléchie sur la cuisse, de manière à former avec celle-ci un angle droit.

Fig. 4,

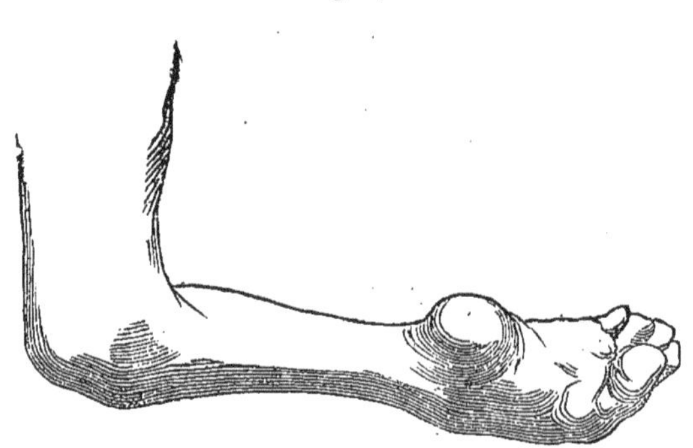

Elle était retenue dans cette vicieuse position par les muscles biceps crural, demi-tendineux et demi-membraneux, fortement raccourcis et très-saillants aux deux bords du jarret. Le pied était dans une extension telle, que si le malade avait pu toucher le sol avec le pied, ce n'aurait été que par la face dorsale des orteils, également fléchis vers la plante.

J'ai commencé par traiter le pied bot avant la fosse ankylose. Le 20 août, donc, j'ai coupé le tendon d'Achille, ainsi que le court fléchisseur des orteils, et quinze jours après le pied avait repris sa forme normale. Le 8 septembre, en présence de MM. Charles Londe, Lachaise, Magistel, Rognetta et D. Lafond fils, j'en suis venu à la section des tendons des muscles biceps crural, demi-tendineux et demi-membraneux, en commençant, comme à mon ordinaire, par le tendon le plus saillant.

Fig. 5.

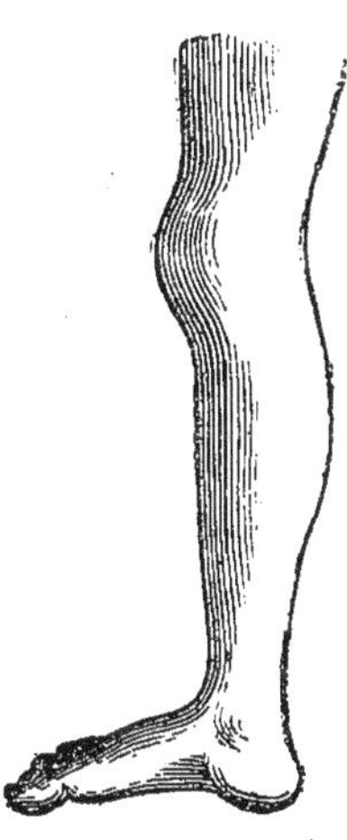

Dans l'espace de vingt jours la jambe fut complétement étendue sur la cuisse, et l'enfant put marcher sur ce membre inférieur dont naguère on voulait le débarrasser.

Il a fallu quelque temps pour faire librement exécuter au membre opéré les mouvements nécessaires pour la marche, car la paralysie et les difformités dont ce membre avait été atteint avaient singulièrement modifié son état et ses fonctions. Il était résulté de tout cela un grand amaigrissement, et une grande altération de l'innervation.

Ce malade est le premier que mon père a traité par la section des tendons des muscles fléchisseurs de la jambe, *section que personne n'avait encore pratiquée avant lui.*

OBSERVATION X.

«Louis-Constantin Hatté, âgé de 26 ans, né à Pontanville, près d'Amiens, est d'une haute stature, d'un tempérament lymphatique. Ses parents étaient sains. Il a joui d'une bonne santé jusqu'à l'âge de 15 mois, époque à laquelle on le sevra : immédiatement après son sevrage, il fut envoyé chez sa grand'-mère qui habitait une maison fort humide, située sur les bords de la Somme. A peine avait-il séjourné dans ce lieu pendant quelques mois, qu'il devint pâle ; son ventre se tuméfia, il lui vint un furoncle au jarret. Ce furoncle guérit, mais le jarret demeura frappé d'un engorgement qui ne tarda pas à s'étendre au genou tout entier ; bientôt cette partie du membre inférieur acquit un volume énorme, et sur son pourtour s'ouvrirent successivement quatorze ou quinze abcès, qui restèrent fistuleux et suppurèrent pendant quatre ou cinq ans ; le pus que rendaient ces abcès était généralement floconneux et mal lié. D'autres abcès se montrèrent ensuite à deux ou trois pouces au-dessus des condyles du fémur et donnèrent longtemps issue à un pus de même nature que celui des abcès du genou. Vers l'âge de 7 ans, toutes ces ouvertures fistuleuses se fermèrent, les condyles du fémur, qui étaient devenus très-gros, commencèrent à se rapprocher des dimensions normales, et l'articulation, bien que toujours engorgée, cessa presque d'être douloureuse. Alors l'enfant put essayer de se traîner sur des béquilles, mais en portant sa jambe fléchie à angle droit sur la cuisse ; la rétraction longuement prolongée des muscles fléchisseurs de la jambe avait amené peu à peu cette flexion, puis l'avait rendue permanente. A 10 ans, le jeune Hatté remplaça ses béquilles par une jambe de bois, qu'il avait toujours portée depuis, jusqu'au jour où il entra dans l'établissement orthopédique de mon père, le 30 novembre 1837. Je dois dire ici que le malade était venu à Paris dans l'intention de se faire couper cette jambe, qui le gênait beaucoup, surtout à cause du pied, très-souvent enflammé et couvert chaque année de plaies et d'engelures.

Quand il appela mon père à lui donner ses soins, il avait, ainsi que l'ont constaté MM. les professeurs Breschet et Duméril, la jambe fléchie à

Fig. 6

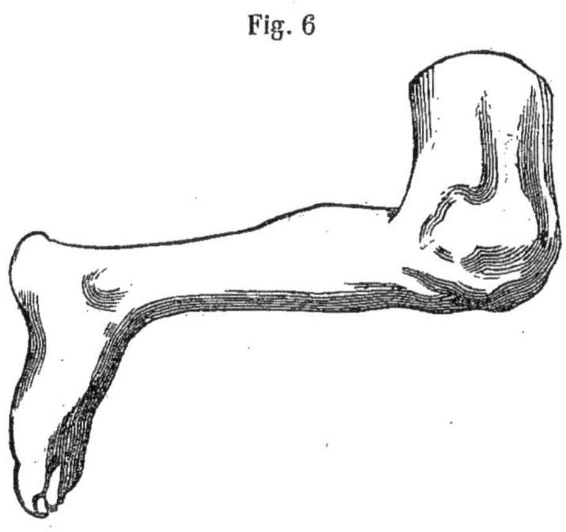

angle droit sur la cuisse ; le genou, la partie inférieure de la cuisse et le quart supérieur de la jambe couverts de cicatrices vraiment innombrables ; les muscles biceps crural, demi-tendineux et demi-membraneux raccourcis, faisant fortement saillir leurs tendons sur le jarret. Les seuls mouvements que faisait opérer cette jambe étaient des mouvements de flexion, et bien douteux encore ; la rotule semblait frappée d'immobilité au milieu des cicatrices énormes qui l'environnaient. Il y avait aussi un peu de glissement du tibia vers la partie postérienre des condyles du fémur.

« Le jour de l'entrée du malade, en présence de MM. les docteurs Pétrequin, chirurgien en chef de l'Hôtel-Dieu de Lyon, et J. Lafond fils, je coupai, dit mon père, les tendons des trois muscles dont je viens de parler. L'opération fut difficile, à cause de la forte flexion du membre, à cause aussi de la dureté et de l'épaisseur des cicatrices du jarret devenues adhérentes aux tendons. Toutefois, la triple section faite, la jambe put immédiatement être étendue de plus de deux pouces. Pour qui réfléchira à l'extrème rigidité de ce membre, c'était déjà un beau résultat. Ensuite je plaçai la jambe dans une machine fabriquée tout exprès, et qui devait d'abord la maintenir au degré d'extension obtenu par la section. Deux jours après commença le travail mécanique, c'est-à-dire que je me mis à graduer l'extension en ajoutant chaque jour quelques pas de vis à ceux que j'avais comptés la veille.

« Ce fut ainsi qu'au bout de trois mois, M. Hatté, venu chez moi avec une jambe de bois qu'il portait depuis 15 ans, en était déjà à marcher sur la face plantaire de son pied, au point de faire plus de deux lieues sans fatigue. Toutefois j'eus besoin de deux mois encore pour ramener la jambe dans la ligne de la cuisse.

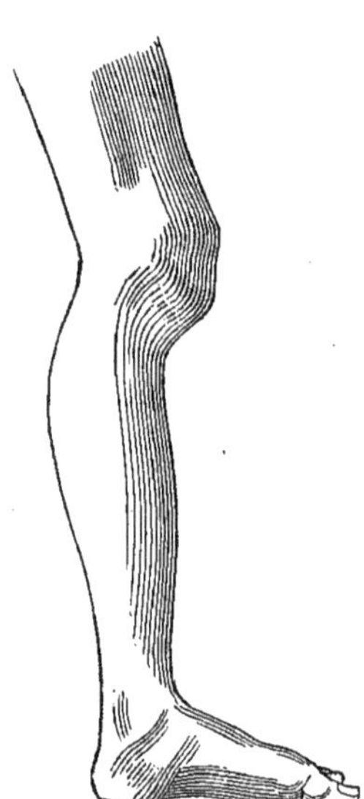

Fig. 7.

« Cette cure, comme je l'ai dit, a présenté quelques difficultés : des cicatrices considérables gênaient l'opération ; la déformation des parties constituantes de l'articulation, le grand raccourcissement des ligaments latéraux et croisés, celui des muscles dont les tendons n'ont pu être coupés, semblaient autant d'obstacles invincibles au redressement d'une difformité si horrible. Cependant après cinq mois de séjour, M. Hatté est sorti de chez moi guéri, marchant très-bien, libre de tout support artificiel : ce cas est un de ceux qui concluent le mieux en faveur de la ténotomie. » (V. Duval, *Traité théorique de la fausse ankylose,* p. 394, année 1843.)

Mais la ténotomie une fois introduite en France, ce fut à qui couperait de nouveaux tendons ; l'un coupa le droit interne, l'autre le couturier, un autre le tenseur du fascia lata, et il y en a eu qui coupèrent tout. Aussi M. le professeur Malgaigne s'écriait-il, avec sa verve habituelle : « Voilà bien des sections, Messieurs ! Sans doute, il serait téméraire d'en rejeter d'une manière absolue le principe, mais nous sommes en droit de dire que l'on en a abusé. »

Procédé opératoire du Dr V. Duval.

« Quand on veut pratiquer la section des tendons des muscles fléchisseurs de la jambe (dit mon père, page 443) sur la cuisse, il faut faire coucher son malade sur le ventre ; le lit ou une table recouverte d'un matelas sont indifférents. Un aide saisit la jambe et la porte dans l'extension : alors l'opérateur introduit le ténotome (1) à la hauteur et vers la

---

(1) Le ténotome dont nous nous servons (*fig.* 8) ressemble à un bis-

Fig. 8

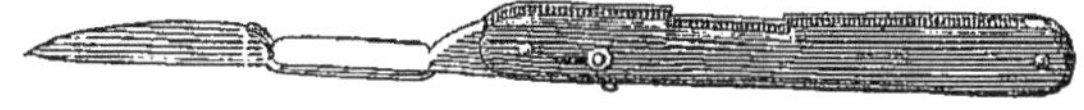

touri : sa lame a la forme et les dimensions d'un ténotome ordinaire ; mais le talon de cette lame, beaucoup plus long que dans les bistouris ordinaires, est aplati transversalement, au lieu de l'être parallèlement au tranchant : de cette manière, il peut être tenu aussi fermement que le premier.

face antérieure des tendons qu'il veut diviser, dans l'endroit le plus saillant. Le premier tendon que l'on doit couper est celui que l'on voit présenter la plus grande saillie ; une fois qu'il est coupé, la jambe s'étend un peu, et les autres tendons deviennent plus apparents qu'ils n'étaient. Ordinairement, c'est le tendon du muscle biceps crural qui offre le plus grand relief tout d'abord ; aussi est-ce par lui que la section commence presque toujours ; viennent ensuite le tendon du demi-tendineux, puis celui du demi-membraneux. Il faut, autant que cela est praticable, introduire l'instrument du creux du jarret en dehors et le plus bas possible, afin d'éviter la lésion des vaisseaux et des nerfs. Deux petites piqûres suffisent pour la section des trois tendons ; par l'une le ténotome attaque le tendon du biceps crural, par l'autre ceux du demi-tendineux et du demi-membraneux, ensemble ou séparément. On ne doit jamais faire de contre-ouverture à la peau, c'est-à-dire permettre à la pointe de l'instrument de sortir de l'autre côté du tendon coupé ; il faut porter l'instrument en droite ligne sur la partie antérieure du tendon, qui doit toujours être tranché de sa face profonde à la face superficielle cutanée ; c'est ainsi que l'on est assuré de conserver intacts l'aponévrose, le tissu cellulaire sous-cutané et la peau. La section faite, comme je viens de l'indiquer, n'est pas plus douloureuse qu'une simple saignée du bras, et ne doit pas donner plus de cinq à six gouttes de sang. Deux jours suffisent ordinairement pour la cicatrisation totale des petites plaies qui en résultent.

« Il n'est pas toujours nécessaire de faire la section des trois tendons que j'ai nommés. Il m'a suffi plusieurs fois de diviser celui du biceps crural, les deux autres ne se trouvant pas opposer une grande résistance à l'extension. Les cas où la section de cet unique tendon peut dispenser de celle des autres se rencontrent principalement lorsque la fausse ankylose angulaire est compliquée de la déviation du genou en dedans ; alors le tendon du biceps crural étant divisé, on voit la jambe s'étendre et revenir dans la direction de l'axe de la cuisse. Quelquefois, il est vrai, après huit ou quinze jours de cette première section, lorsque l'angle de la cuisse s'est déjà bien ouvert, il arrive que les tendons des muscles demi-tendineux et demi-membraneux font saillie, il faut alors les couper.

« Aussitôt que la ténotomie est faite et que l'on a pansé les ouvertures faites par l'instrument, il convient d'appliquer la machine, afin de ne rien perdre du degré d'extension qui vient d'être obtenu. Chaque jour ensuite il est nécessaire d'agrandir l'échelle de la puissance mécanique, pour activer d'autant le redressement du membre. Les premiers jours, c'est un travail qui marche rapidement : ainsi, par exemple, une jambe fléchie sous la cuisse à l'angle de 90 degrés, même chez les adultes, est ramenée dans la première semaine à l'angle bien autrement ouvert de 40 degrés ; mais ensuite les progrès deviennent plus lents, la tâche est plus laborieuse ; le raccourcissement des ligaments, leur rigidité, celle des autresparties fibreuses qui environnent l'articulation, et aussi surtout les diverses déformations des surfaces articulaires, opposent leurs résistances réunies à l'action de la machine, toujours modérée par la prudence et l'humanité du praticien, car la guérison sans souffrance est le beau idéal de la science : les derniers temps du traitement sont donc très-souvent les plus difficiles. J'ai vu des malades, dans cette lutte de la nature et de l'art, chez qui le genou devenait douloureux, les environs de la rotule engorgés. Il faut, dès que de semblables accidents se présentent, modérer ou même arrêter tout à fait l'action de la machine et frictionner le genou avec la pommade suivante :

Pr. Axonge,   40 grammes.
Iodure de plomb,
Extrait de belladone,   } $\overline{aa}$ 5 —
Camphre,
Mêlez s. a.

« L'emploi de cette pommade et une compression modérée du genou avec une longue bande de flanelle m'ont toujours suffi pour enlever les accidents en deux jours, trois jours, cinq jours au plus ; ensuite je recommençais à faire agir la machine, comme si rien ne fût survenu. »

OBSERVATION XI.

B..... (Carl), âgé de 15 ans, né à Berghem (Norwége), grand et fort pour son âge, a eu des glandes au cou et des ophthalmies scrofuleuses pendant les dix premières années de sa vie. A 10 ans, il fit une chute sur le genou droit qui nécessita le séjour au lit pendant cinq à six semaines. Son genou alors était gros, rouge, et des abcès se formèrent d'abord à la partie externe du genou où une ouverture se fit au-dessus de la tête du péroné et qui suppura abondamment pendant plusieurs mois. Un an plus tard, à l'âge de 11 ans, un autre abcès se développa à la partie interne du genou et se comporta comme le précédent en donnant issue à beaucoup de pus d'une odeur infecte. Le jarret fut aussi enflammé, et plusieurs abcès s'ouvrirent dans cette région dans l'espace de trois ou quatre ans. Pendant cet intervalle de temps, la jambe se fléchit en éprouvant une rotation en dehors et une subluxation sur la partie postérieure des condyles du fémur.

A 14 ans il cessa de souffrir, mais il ne pouvait marcher qu'à l'aide de béquilles, la jambe fléchie et dans la rotation en dehors sous un angle de 80 degrés.

Vers le milieu d'avril 1859, il vint à Paris où il consulta M. le professeur Nélaton, qui l'envoya dans notre établissement orthopédique, où il entra le 26 avril 1859.

Voici dans quel état nous le trouvâmes: la jambe était fléchie sous la cuisse au point de présenter un angle de 80 degrés, il existait encore de l'empâtement dans le pourtour de la rotule et des douleurs, surtout quand on voulait fléchir ou étendre la jambe sur la cuisse. Les mouvements étaient très-obscurs, même ceux de flexion, et le membre était très-atrophié.

Pendant les quatre premiers mois de son séjour dans notre établissement, nous nous bornâmes à lui faire prendre des douches froides sur tout le membre malade, afin d'enlever l'empâtement et les douleurs, en même temps que notre machine à extension était appliquée jour et nuit. Au bout de ce temps, toute espèce de douleurs avait disparu, ainsi que l'empâtement du pourtour de la rotule, mais le redressement avait fait peu de progrès; c'est à peine si l'extension avait gagné 10 degrés. Alors nous employâmes l'extension forcée pendant le sommeil anesthésique, avec le concours de M. le professeur Nélaton et de M. Saurel, son secrétaire. La première séance eut lieu le 4 septembre, et l'extension gagna au moins 20 degrés; de forts craquements se firent entendre, nous annonçant la rupture de plusieurs brides. Un appareil ouaté, cartonné et amidonné fut appliqué et maintenu par des attelles en fil de fer jusqu'à sa dessiccation. Le malade souffrit un peu pendant vingt-quatre heures, mais, au bout de ce temps, les douleurs avaient complétement disparu.

Le 15 octobre une seconde séance d'extension forcée eut lieu; mais, trouvant un obstacle à cette extension, M. le professeur Nélaton conseilla à mon père de faire la section sous-cutanée du tendon du biceps crural. Aussitôt cette section faite, une grande extension eut lieu; un bandage amidonné fut encore appliqué, et, quand ce bandage fut sec, le jeune malade put marcher sur son pied, en se servant toutefois d'une canne.

Le 10 novembre le malade fut soumis pour la troisième fois au chloroforme, et l'extension, cette dernière fois, fut complète.

Il a quitté notre établissement le 27 février 1860, pouvant faire de longues courses avec un brodequin à tuteurs latéraux se prolongeant jusqu'au haut de la cuisse, ayant peu de mouvements dans le genou. Le membre avait repris de la nourriture par le redressement, les douches froides et les frictions stimulantes. La longueur du membre étant de 2 centimètres et demi moindre que celle de celui du côté opposé à cause de l'atrophie qui existait dans la longueur de ce même membre, une semelle en liége dans l'intérieur, de son brodequin nous avait permis de dissimuler ce défaut de longueur, sans que le brodequin parût difforme.

DES MÉTHODES.

Il est difficile d'employer exclusivement, soit l'action des mains, soit les machines, soit la ténotomie ; pourtant certains auteurs s'en sont tenus à l'un de ces modes opératoires, ne citerions-nous que la méthode de Louvrier.

Le plus souvent toutes sont réunies : d'abord les tractions par les mains, puis, si ces tractions sont insuffisantes, on applique des machines, et enfin lorsque l'on voit les cordes résister trop sérieusement on les coupe.

Grâce au chloroforme, on a pu revenir à la méthode de Louvrier, en la modifiant seulement et en n'insistant pas trop lors de la première séance si l'on voit qu'une brusque réduction ne puisse amener de résultats, mais en terminant toujours dans une seconde ou une troisième. C'est donc le procédé de Louvrier mitigé, qu'on nous pardonne l'expression, qui se distingue beaucoup de la méthode à extension continue. Au reste voici la manière.

Le malade est couché, comme nous l'avons indiqué page 76 ; il est soumis aux inhalations de chloroforme, et le chirurgien commence l'opération par des mouvements de flexion et d'extension progressivement de plus en plus forts. Souvent, quand la flexion angu-

laire est peu prononcée, une seule séance suffit, et
le malade est mis dans l'appareil ouaté, cartonné et
amidonné, lequel est solidement maintenu par des
attelles en fil de fer que l'on conserve jusqu'à la
dessiccation.

OBSERVATION XII.

M. le baron V... G..., âgé de 26 ans, d'une forte constitution, plutôt sanguine que lymphatique, originaire de Pologne, s'est bien porté jusqu'à l'âge de 23 ans, époque à laquelle il fut atteint d'un rhumatisme articulaire aigu, lequel,
après avoir envahi plusieurs articulations successivement, finit
par se fixer sur le genou gauche, où il occasionna un fort gonflement accompagné de très-vives douleurs. Pendant six mois,
il fut obligé de garder le lit. Des traitements divers furent employés : saignées, sangsues, vésicatoires, etc. etc. Enfin, quand
il recommença à se lever pour marcher avec des béquilles, la
jambe se trouvait fléchie sous la cuisse avec un angle de
80 degrés. Il continua à marcher avec ses béquilles près de
trois ans.

Sur le conseil de plusieurs amis, il se décida à venir à Paris,
où il consulta M. le professeur Nélaton, qui lui conseilla d'entrer dans notre établissement orthopédique; ce qu'il fit le
3 août 1862.

Voici dans quel état était alors l'articulation : les mouvements,
même ceux de flexion, étaient très-obscurs ; il y avait encore
de l'empâtement dans le pourtour de la rotule et le jarret
qui était plein. Les muscles biceps crural, demi-tendineux et
demi-membraneux, formaient à peine saillie et ne paraissaient
pas tendus. Le genou était fort douloureux à la moindre ten-
tative de mouvement que l'on voulait lui imprimer.

Le traitement commença par des bains, des douches froides
accompagnées de badigeonnages avec la teinture d'iode iodu-

rée et l'application d'un appareil à extension graduée. Ce traitement fut suivi pendant plus de deux mois, et amena une amélioration de 15 à 20 degrés.

Dans le commencement du mois de novembre, M. Nélaton fut d'avis de le soumettre à l'extension immédiate pendant le sommeil chloroformique, ce que nous fîmes avec l'aide de MM. les Drs Saurel et Léon Marchand. Pendant cette séance, nous vîmes, à notre grande satisfaction, le membre se redresser considérablement, les adhérences se rompre, au point que la flexion, à la fin de la séance, n'avait pas plus de 25 à 30 degrés, redressement qui fut maintenu par le bandage ouaté, cartonné et amidonné, bandage consolidé jusqu'à sa dessication par des attelles en fil de fer, bandage par moi appliqué. Ce bandage, solidement construit, fut porté pendant plus de deux mois, et permettait au malade de marcher dans sa chambre sans support artificiel. Dans le courant de janvier, le bandage fut enlevé ; les bains, les douches et la machine furent recommencés, et le malade fut débarrassé de ses béquilles, une canne suffisant alors pour la marche. Dans le mois suivant, un dernier appareil amidonné fut appliqué pour consolider le redressement que notre machine graduée avait terminé. Au bout d'un mois, cet appareil fut enlevé, et alors le malade se regarda comme guéri, pouvant faire déjà d'assez longues courses à pied.

Il quitta notre établissement le 3 mai 1863 dans un état très-satisfaisant. Depuis la levée du dernier appareil, il a continué de faire emploi de douches froides, de frictions stimulantes et de sa machine à extension graduée, machine dont il pouvait se passer, mais que, par précaution, lors de son départ pour la Pologne, il a emportée avec lui.

L'extension n'avait pas été complète, car il y avait encore une flexion de 15 degrés de la jambe sur la cuisse, difformité que nous avons fait disparaître par une semelle en liége dans la bottine.

OBSERVATION XIII.

Edouard B....., 7 ans, d'une constitution lymphatique et faible.

Il y a deux ans, cet enfant a commencé à souffrir dans le genou gauche et à boiter en marchant; quinze jours plus tard le genou était tuméfié : alors on couvrit le membre malade de cataplasmes de farine de lin pendant la nuit, et le soir on faisait des onctions avec la pommade au proto-iodure de plomb. Ce traitement fut continué pendant un ou deux mois, puis on employa les vésicatoires volants qui diminuèrent un peu le volume de l'articulation, sans toutefois diminuer les douleurs qui étaient vives au plus léger mouvement. Pour faciliter la marche, l'enfant fut obligé de se servir de béquilles. Sous l'influence des divers traitements conseillés par MM. les Drs Nélaton et Nonat, médecins de la famille, le petit malade était alternativement mieux par instants, moins bien dans d'autres.

La famille se décida à le placer dans l'établissement de mon père, où il est entré le 6 juillet 1858.

Voici l'état dans lequel il se trouvait alors : la jambe était fléchie sur la cuisse sous un angle de 45°; le genou était de trois centimètres plus gros que celui du côté opposé; il existait de l'empâtement au pourtour de la rotule, qui était à peine mobile et fort douloureuse, surtout quand on voulait étendre ou fléchir la jambe sur la cuisse; il existait aussi un léger mouvement de rotation de la jambe en dehors, et le condyle du tibia avait en même temps glissé sur la partie postérieure des condyles du fémur, de sorte qu'il existait une subluxation de la jambe.

Le jeune infirme, à son entrée dans notre établissement, fut soumis à l'usage des douches froides en arrosoir sur le membre malade d'abord, et ensuite sur tout le corps. Après qu'il avait été essuyé et frictionné sur toute la surface de la

peau on faisait des onctions sur le genou avec la pommade
suivante :

Pr. Proto-iodure de plomb,
  Extrait de ciguë, $\overline{aa}$ 4 grammes.
   — de jusquiame,
  Axonge,   60 —
Mêlez.

Après la douche et les onctions sur le genou, le membre inférieur malade était placé dans une gouttière à valves, et soumis à une légère extension; nous disons légère, car aussitôt que
l'on voulait la forcer, le petit malade se plaignait de vives douleurs dans le genou. Ce traitement fut continué pendant près de
deux mois. Ne voyant pas de changement bien remarquable
dans le redressement du membre, je me décidai à opérer le
redressement immédiat du genou pendant le sommeil anesthésique. Nous l'obtînmes dans l'espace de dix minutes, c'est-à-
dire que la jambe fut étendue sur la cuisse et le condyle du tibia
ramené sous les condyles du fémur, ainsi que la jambe sous
l'axe de la cuisse. Un bandage ouaté, cartonné et amidonné fut
par moi appliqué et solidifié par des attelles en fil de fer, placées provisoirement jusqu'à la dessiccation complète du bandage. Ce bandage fut porté par le malade pendant un mois à
peu près; ce laps de temps écoulé, nous l'enlevâmes et nous
trouvâmes le genou à peu près de la même grosseur que celui
du côté sain.

Une machine à extension fut appliquée, afin d'empêcher la
flexion de la jambe. Avec cette machine, le jeune malade marchait facilement et sans douleurs pendant les premiers jours.
Dix jours après la levée de l'appareil amidonné, voyant que
quelques douleurs existaient encore dans le genou, nous appli-
quâmes, avec M. le Dr Nonat, médecin de la famille, un bandage inamovible en papier, qui embrassait tout le genou, et 5 à
6 centimètres au-dessus et au dessous de l'articulation. Ce bandage fut le dernier qui fut appliqué, le genou se trouvant alors

parfaitement guéri de sa tumeur blanche et la jambe dans l'extension *à peu près complète*, car dans ces cas-là, si l'articulation
(ce qui nous est arrivé) ne jouit pas de toute sa mobilité et que
l'extension soit complète, les malades marchent en faisant avec
la jambe le mouvement de la faux.

Il y a quelques mois, ce jeune malade vint nous voir avec sa
mère; il marche sans canne, néanmoins avec une légère claudication, le membre n'étant pas, comme je l'ai dit, dans l'extension complète.

Dans les cas où la flexion de la jambe sur la cuisse
est de 60 à 90 degrés, il ne faut point espérer obtenir
l'extension complète en une seule séance. Dans tous
ces cas graves, on doit commencer par mobiliser
l'articulation fémoro-tibiale, surtout dans le sens de
la flexion, et ensuite chercher une extension d'un
quart ou d'un tiers ; puis on agira comme dans le
cas précédent, c'est-à-dire, que l'on immobilisera le
membre et que l'on comprimera l'articulation par
un bandage que nous indiquerons tout à l'heure.
Après quinze jours ou un mois, on enlève le bandage
et on est tout étonné de trouver au-dessous le genou
dégonflé ; l'immobilité et la compression semblent
avoir enlevé l'hypertrophie et la subinflammation
articulaire.

Avant une seconde séance on fait porter au malade une des machines à extension décrites p. 81
et suivantes. On favorise le traitement par l'emploi
de douches froides, de pommades résolutives et
entre autres celle-ci :

Pr. Axonge, 60 grammes.
Proto-iodure de plomb, 6 —
Extrait de ciguë, 8 —
Camphre, 2 —
Mêlez.

puis on procède à une deuxième séance qui se passe comme la première et après laquelle on se comporte de même.

On entend, à chaque mouvement forcé, des craquements qui sont dus à la déchirure des parties qui résistaient; mais toutes ne cèdent pas toujours avec une égale facilité, et il est des cas où, après l'extension faite par l'opérateur, la jambe revient opiniâtrément à sa position fléchie, comme tirée par un obstacle élastique; c'est alors que l'on porte le ténotome sur la bride qui résiste.

Après chaque opération nous appliquons le bandage dont nous donnons la figure et la description :

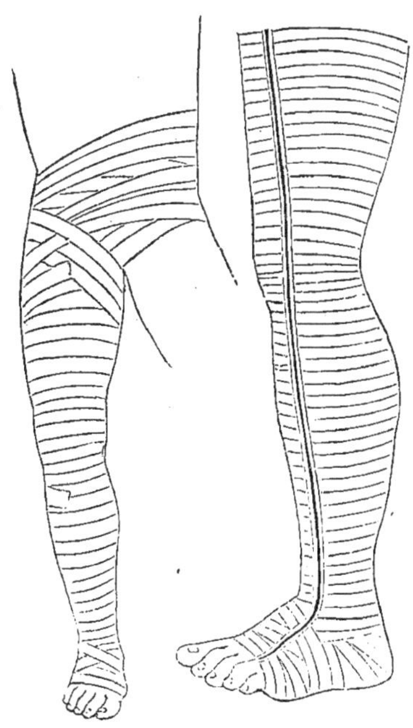

Le bandage ouaté, cartonné et amidonné, dont nous avons si souvent parlé, et dans notre texte et dans nos observations, se représente par la figure ci-dessus.

Voici notre manière d'agir : nous appliquons d'abord une bande de ouate que nous doublons au niveau de l'articulation du genou ; cette bande de ouate prend le pied (pour empêcher l'inflammation qui résulterait de la compression du membre inférieur) et monte, comme on le voit dans certains cas, embrasser l'articulation coxo-fémorale.

Pour maintenir cette ouate, nous appliquons une bande roulée. Quand cette dernière est appliquée, nous posons trois bandes de carton, préalablement mouillé et amidonné ; l'une interne, l'autre externe, et la troisième postérieure. Ceci fait, nous reprenons le pied avec des bandes que nous amidonnons au fur et à mesure de leur application.

Ce bandage étant appliqué, nous posons, pour servir à sa consolidation pendant la dessiccation, deux ou trois attelles en fil de fer.

Quelques jours après l'application de ce bandage, nous dégageons le pied en enlevant toute la partie qui est au-dessous des malléoles.

Comme je l'ai dit, nous ne prolongeons l'appareil jusqu'à la ceinture que dans les cas où les douleurs remontent jusqu'à la hanche.

Dans la 2ᵉ fig. on voit une ligne qui se trouve à la partie antérieure du bandage, Cette ligne représente la section que nous faisons lorsque nous avons sur le

genou ou des abcès suppurants ou des cautères de-
mandant un pansement.

Notre appareil a cet avantage que partout on peut
trouver de la ouate, du carton et du linge, qu'il
coûte peu et que partout on n'a pas d'ouvriers pour
confectionner des machines.

M. Nélaton nous y a fait, dans ces derniers temps,
apporter une modification ; nous n'amidonnons plus
complétement toute la jambe, nous laissons l'articulation du genou sans amidon (le haut de la jambe
et le bas de la cuisse étant seuls amidonnés), seulement des buscs en acier dont on gradue journelle-
ment la force sont appliqués sur la partie antérieure
du membre et nous donnent une extension continue
et modérée.

Mais nous n'avons insisté jusqu'ici que sur le traitement de la fausse ankylose angulaire en arrière,
nous renvoyons pour la fausse ankylose en avant à
l'observation Collard, le nombre des faits étant
trop limité pour qu'il nous soit possible d'en donner
la division *ex professo*.

CHAPITRE IX

SOINS CONSÉCUTIFS.

A la suite de l'opération quelques malades sont
agités, se plaignent de douleurs plus ou moins vives ;
alors on leur administre une potion calmante et

tout disparaît en quelques heures : nous agissons de même pour les malades traités par l'extension continue.

Nous employons avec beaucoup de succès, comme adjuvant de traitement, les douches froides, les pommades calmantes et résolutives, les bains de vapeurs, le massage.

Le résultat le plus fréquent est, nous l'avons déjà dit, l'ankylose avec une légère flexion (de 10 à 15 degrés). Quand de ces malades il s'en trouve chez lesquels l'articulation semble encore un peu mobile, alors on favorise cette mobilité par des mouvements progressifs, que l'on obtient soit par les mains, soit par des machines *ad hoc*, et on est parfois assez heureux pour obtenir la guérison de la fausse ankylose du genou avec conservation complète du mouvement.

TABLE

DE

LA FAUSSE ANKYLOSE DU GENOU.

Ire PARTIE.

CHAPITRE Ier.

Squelette du genou.

CHAPITRE II.

Articulation du genou.

CHAPITRE III.

Parties molles.

CHAPITRE IV.

CHAPITRE V.

IIᵉ PARTIE.

CHAPITRE IX.

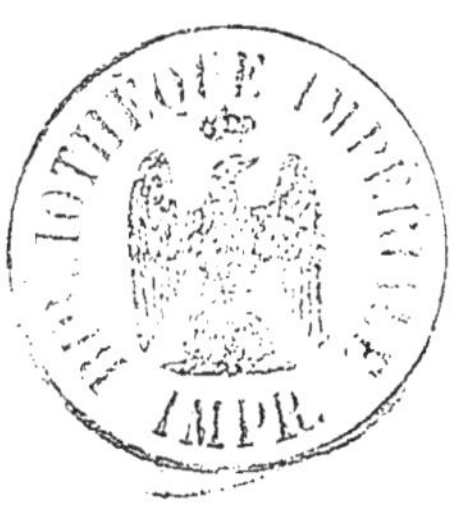

Paris. — A. PARENT, imprimeur de la Faculté de médecine, rue Monsieur-le-Prince, 31.

BIBLIOTHEQUE NATIONALE DE FRANCE
3 7531 02946274 5

www.ingramcontent.com/pod-product-compliance
Ingram Content Group UK Ltd.
Pitfield, Milton Keynes, MK11 3LW, UK
UKHW022242120726
13694UKWH00003B/943